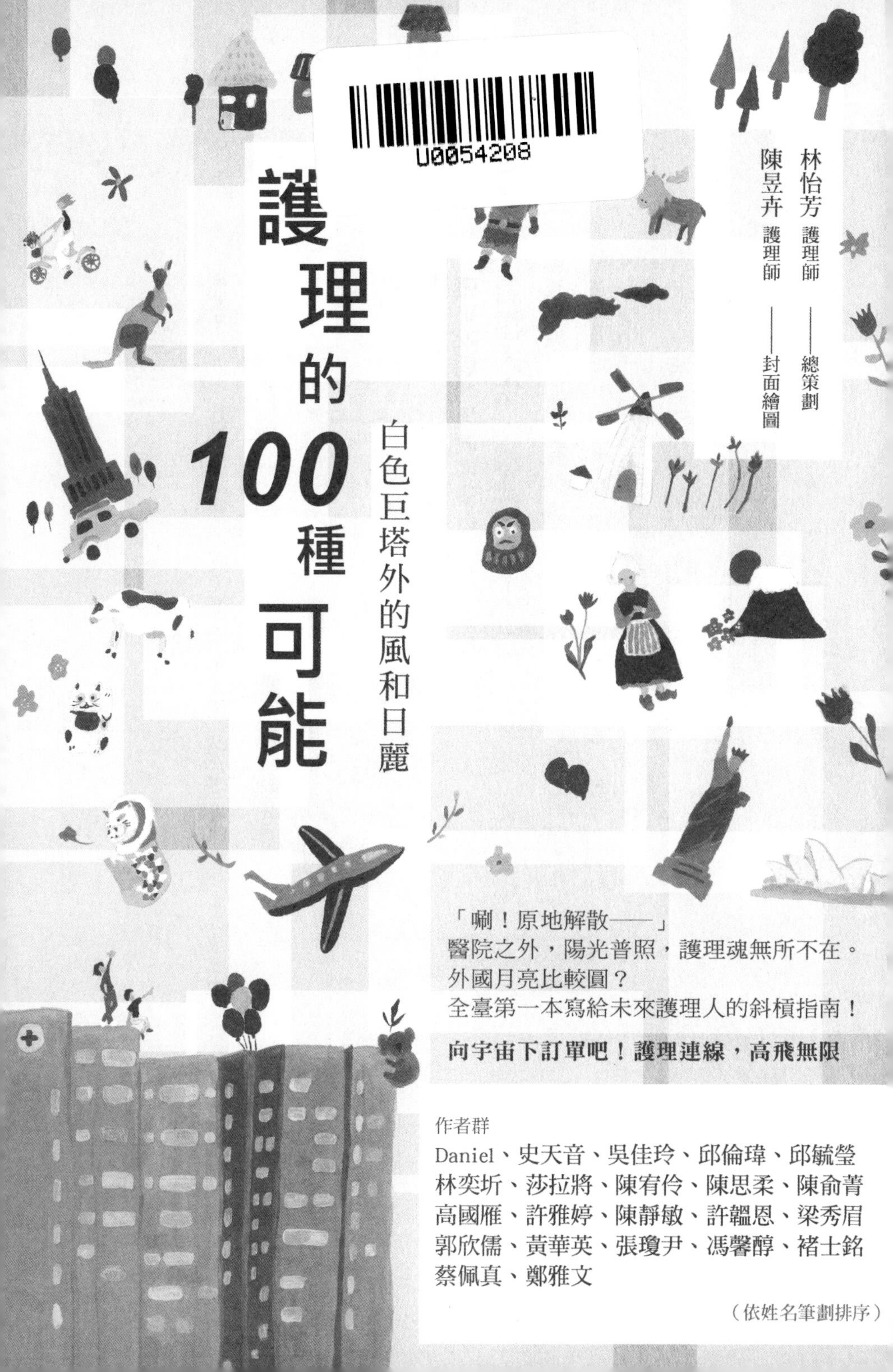

護理的100種可能

白色巨塔外的風和日麗

林怡芳 護理師——總策劃
陳昱卉 護理師——封面繪圖

「唰！原地解散——」
醫院之外，陽光普照，護理魂無所不在。
外國月亮比較圓？
全臺第一本寫給未來護理人的斜槓指南！

向宇宙下訂單吧！護理連線，高飛無限

作者群
Daniel、史天音、吳佳玲、邱倫瑋、邱毓瑩
林奕圻、莎拉將、陳宥伶、陳思柔、陳俞菁
高國雁、許雅婷、陳靜敏、許韞恩、梁秀眉
郭欣儒、黃華英、張瓊尹、馮馨醇、褚士銘
蔡佩真、鄭雅文

（依姓名筆劃排序）

PART 1

原來護理離我們那麼近

斜槓人生，就此開演！

腫瘤護理／咖啡師／癌症病人／長照……，我的斜槓人生幾乎都是上天安排的，所有一切緣分都是從大學畢業後投入腫瘤科開始。人生的路不會只有一條，不需要限縮眼界或低估自己的能耐，白色巨塔外的護理師們，一起熱血啟程，迎接斜槓人生！

目錄 *Contents*

PART 2

外國月亮比較大？

護理人，一起向宇宙下訂單吧！

護理可以很廣，也可以很專業，護理有無限的可能，從第一線到遠距，從臺灣本土到一萬公里之外的外國，都是護理人可以揮灑的天空。

目錄 *Contents*

PART 3 護理好朋友

神隊友，一個都不能少

醫院的工作中沒有人是英雄，大家運用各自專業，在不同面向上共同為病人付出。醫師仰賴護理師細心並且完整的評估、對於身邊家屬照護者壓力的探知、常常幫忙提醒一些潛在被遺漏的醫囑；而醫師分享自己專業上的判斷，與護理師共同學習成長。

推薦序一

提升護理專業，與先進國家並駕其驅

很高興看到由護理師林怡芳策劃的《護理的100種可能：白色巨塔外的風和日麗》，很難得能夠邀集到這麼多關心自己專業的護理師，分享自身經驗及寫出個人對護理專業的獨特看法，執業範圍從醫院內到走出醫院、進入社區，甚至在本書中還有不少是介紹海外的護理經驗。

「以為她們很閒？」護理師檯面下的工作

以往市面上所出版的護理書籍，多以護理專科的教科書為主，而這兩本書最大的特色是要讓護理專業以外的社會人士，也能多瞭解護理工作真正是在做什麼事，和傳統刻板印象中有什麼不同。

我曾經問過病人家屬對於護理人員形象的看法，她說：「只看到護士有時候給病人打針而已，不曉得她們在做什麼？只看到她們在聊天，好像很空閒？」許多檯面下的護理工作，例如：優先執行醫師交代的醫囑處方、送檢查或開刀、準備藥物、查詢病人病歷資料等，一般民眾是看不見的，期待能透過這兩本書的內容，讓無論是檯面上或是檯面下的護理工作都能被看見、被理解。

臨床護理工作，一天二十四小時、一年三百六十五天提供不間斷的病人照護工作，就如你我想像中的那樣，非常忙碌。而且在忙亂之中又必須謹慎行事，三班間交接班的內容必須要聚焦、清楚且有效率，雖然忙中難免有錯，但錯誤往往會造成病人非預期的傷害。

過去就曾因為打錯針，而引起盤尼西林休克致死的醫療糾紛，其實白班護理同仁都知道，這位病人曾在其他醫院因做盤尼西林測試，而發生過敏性休克的病史，但這項重要資訊卻沒有交接到小夜班護理師的手中，而後者在當班內又打了盤尼西林，導致病人發生休克、死亡的不幸事件，可見護理工作肩負著每一條寶貴的生命，馬虎不得。

全責護理制度，緩解家屬照護壓力

但護理工作包羅萬象，延遲下班是護理界常見的現象，醫院管理者就常常需要考慮增加人力，以減少臨床負荷，但護理人員的招募並不容易。臺灣從日治時代開始，就因護理人力不足，常常把一些基本護理工作交由家屬來做，而絕大多數的照顧者（家屬），都非具有醫療護理相關背景，嚴格來說，並無法做好床邊照護的工作。

反觀國外，歐美紐澳等西方國家，自從南丁格爾開創現代護理志業，就要求病人照護一定得由接受過護理訓練的人來為之，或是經由醫院訓練的護理佐理員（護佐）才能在醫院裡提供病人照護，即使是最基本的照護工作，都不應該交給完全沒受過訓練的人來做，所以歐美紐澳等西方國家，以及曾由它們殖民過的國家（例如：新加坡、香港），都是實行所謂的「全責護理」（Total nursing care）；而早期的日本、非洲、東南亞及臺灣，都沒有全責護理制度，護理師執行部分的護理工作，其餘全部交由家屬或是自聘的照顧服務員來做，但日本已於一九九〇年左右已全國實施全責護理制度。

臺灣已漸漸邁入高齡化社會，再加上少子化的衝擊，當病人住院後能二十四小時陪伴在側的家屬將會越來越少，可以預見未來的臨床護理勢必要進入轉型階段。最近幾年，衛福部照護司已經努力在推動「全責護理」制度，二〇二一年即將要開始將全責護理納入醫院評鑑的標準內，馬上有九十三家醫院開始推動了！

希望在三、五年後，全國醫院都能確實施行全責護理，每個病房單位都有專屬的護理佐理員，在護理師的督導下，一起共同照護病人，免除住院病人家屬的照顧壓力，也提升社會大眾對於護理師的專業護理形象，臺灣護理也才能在國際上與先進國家並駕齊驅。

臺大護理研究所兼任　副教授
精神衛生護理學會（創會理事長）顧問
新北市護理師護士公會（前理事長）顧問
曾任臺大醫院護理部主任及恩主公醫院　副院長
周照芳

推薦序二

走出醫院大門，護理的百百種可能

護理部是每家醫院中最大的部門，幾乎佔了醫院大半的人力，也提供病人最多的貼身服務與關懷。從護理學生、護士、護理師、專科護理師、各種科別的護理師，再加上在護理師督導下一起工作的護理佐理員、照顧服務員、書記、工友等，組成一個如此龐大的團隊。

帶著練就多年的功夫，投入世界各地

這兩本由和信治癌中心醫院林怡芳護理師總策劃的《護理的100種可能》兩巨冊，邀集眾多資深護理師共同寫作完成，更讓人認識了護理人員的百百種武功，以及對社會的偉大貢獻。讓身為醫師的我，能夠有現已成為護理界大佬的護理師做為賢內助，以及眾多護理人員的協助，完成這一生的醫療志業，不得不對護理人員深深按讚！

從怡芳的第一本書《存在的離開：癌症病房裡的一千零一夜》裡，看見這位白衣天使或白衣大士，陳述許多為病人長期加油，最後不得不選擇放手，協助病人安祥往生的動人真實故事，到現在這兩本書分別是《護理的100種可能：白色巨塔內的角落生物》以及《護理的100種可能：白色巨塔外的風和日麗》，仍然是從護理師的視角出發，但改而陳述自身的護理經驗，當然也包括與病人、家屬的種種真摯情誼。

而在這本《護理的100種可能：白色巨塔外的風和日麗》書中主角們帶著在醫院裡練就出來的好功夫，轉而投身深入到社會上的各個角落，甚至包括遠赴海外護理師的甘苦談。每篇除了各自帶出生命故事之外，也有個人於護理人生中的成長省思。最後幾篇則是護理好朋友系列，從醫師、營養師、資訊工程師和照服員眼中看到的護理世界，本書內容相當生動、豐富。

為二十八萬人發聲，踏入立法院成為護理立委

誠如總策劃林怡芳所說：「書籍出版的最大目的，就是進而影響更多的人。大家開始關心自己的職場環境、關心身邊的護理人員，多一點耐心去教導後進，讓更多和我們一樣的人投身到護理裡面，讓護理因我們而強大。唯有破釜沉舟的決心，才有風和日麗的遠景。」她又說：「過去在臨床上完成過更多不可能的任務，教會我一件事『當你想做一件事，全宇宙都會來幫忙！』身邊總是有這一群跟我一樣，願意相信世界是美好且良善的，跟我一樣願意為專業付出不求回報，我倒是希望這樣的『傻瓜』可以越來越多，或是看完這本書會驚覺原來同類人這麼多。」

領先作者是護理大佬前進立法院的前立法委員陳靜敏。她在護理界及政界的精彩表現，就可讓人瞭解護理百百種的可能！陳委員寫道：「說到政治，我覺得臺灣護理師都

有點政治冷感，大家每天低著頭默默工作，覺得政治離我們非常遙遠。但政治為眾人之事，怎麼可能會與你我無關呢？」她表示，臺灣第一位有護理背景的立委是靳曾珍麗女士，在她八年的任期內曾協助推動《護理人員法》的立法，奠基了臺灣護理師的工作職責範圍與法律上的權益保障，也陸續主導或參與推動專科護理師、學校護理人員、呼吸治療師、心理師、職能治療師與醫事放射師等各種專業人員的法規與制度建立。

陳靜敏還寫道：「她在二〇〇二年離開立法院後，護理界的聲音就消失在立法國會殿堂裡。……二〇〇三年臺灣發生嚴重的SARS，許多醫護人員在那次的疫情中喪命，許多的政策與法律或許已經不再適用於現今社會，其實是需要通盤的檢討，但誰來替護理人員發聲呢？……護理人員有百分之九十七都是女性，臺灣傳統社會中對女性總是存在著丟不掉的包袱，在家庭裡也是，必要但不重要。我們……習慣不說話，到現在該說話時，卻不知道要從何說起。光是有二十八萬領照人數的群族，本來不就應該要受到政黨的青睞與重視，為這個龐大的職業群提名不分區立委嗎？」於是她踏進了立法院，繼續為護理界發聲，也為全民的健康發聲。

護理武功百百種，獨缺全責護理制度

接棒的文章還有，居家護理師邱毓瑩提到：「在從早忙到晚的工作日裡，從沒飯吃、沒水喝的學妹，一步步變成能帶新人的學姐，最開心的事，莫過於能夠和同事一起完成各種病人心願。」以及機場檢疫護理師吳佳玲寫道：「意外在臨床實習過程中接觸到『真正的護理』，我沒想過自己會有這一面，投入的遠比原先想像的還多，好像也不排斥臨床，因此畢業後進入了腫瘤病房工作。……醫護團隊時不時得陪死神拔河，還得抓緊時間扒上兩口飯和解放護理師膀胱。」

藥廠的專案經理張瓊尹告訴讀者：「從一開始完全看不懂病歷……大約花了我三年的時間，代價是放假時看了很多相關的書跟資料。此時的我開始後悔為何要轉系，乖乖地念完護理系，一定會輕鬆很多。」

以上簡單舉幾個例子，如果你想瞭解護理的百百種武功，在社會的各個角落如何奉獻，就請仔細讀完這本書，並推薦給親朋好友吧！

只可惜在百百種武功中，缺乏落實「全責護理」照護理念的臺灣經驗，只能於本書裡瑞典及澳洲護理師的篇章中略微窺見少量文字描述，而且還是在國外的護理環境。希望以後會有人繼承臺大醫院護理部周照芳主任的深願，廣推全責護理，使臺灣的護理能夠擠身國際行列，造福全民。

財團法人佛教蓮花基金會 榮譽董事長
臺大醫學院神經科及生理科 兼任教授
陳榮基

推薦序三

打破護理刻板印象，讓同行們燃起希望

閱讀這本書的書稿之前，單看書名，以為這是一本述說離開護理，轉職到其它行業（如航空服務、藥廠業務代表、直銷商品推廣、保險金融等）之後，感受到海闊天空的經歷，閱讀完總序後，才發現我想錯了。

護理師們的復原力，非同小可

開始閱讀內文後，立刻被書中流暢的文字及生動的真實故事深深吸引，原來這是一本描述護理人員在護理職涯中，跌跌撞撞到成長茁壯的心路歷程，可以用「山窮水盡疑無路，柳暗花明又一村」來形容。

每個篇章出自不同的作者，述說各自的親身經驗，與許多轉行的護理人員類似，他們也曾在醫院護理工作環境中遭遇挫折，不同的是他們在尋尋覓覓中，發現了護理領域中鮮為人知的新角色及功能。

這本書就像是一扇窗，讓我們看到護理生涯在醫院病房以外，還有許多可以發展的可能性，打破一般人對護理工作的刻板印象，更讓正在護理職場中感到迷惘的同行們燃起一絲希望。

看完書稿後，不禁想起最近很夯的一個名詞——「復原力」（resilience）。所謂的復原力，顧名思義就是從受傷／挫折／失敗中恢復或重新站起來的能力，更精準一點來說，復原力是一種個人的特質或能力，這個特質／能力可以讓他面對壓力或處於逆境時，發展出較正向的因應策略，最後終能適應環境。

如果您覺得這樣解釋還是太過抽象，那麼這本書正好提供了實例。我發現書中每位護理人員的親身經歷都透露滿滿的復原力，她們大多曾經在傳統的護理工作環境中受過傷害或遭遇挫折，或許是受責罵、輕蔑，甚至是被霸凌，他們也曾對護理心灰意冷，或對自己的專業能力喪失自信，只想離開護理職場。

然而，尋覓新的職涯時，充滿各種未知數，真的需要很大的勇氣，是因緣際會或是內心深處對護理的情感，讓他們發現了新的護理職場，不過學習新的護理角色（例如臨床研究護理師）或適應不同國家（如荷蘭、瑞典）的護理方式，皆不乏各式挑戰。

書中每個故事的主角，在面對挑戰的過程中，都呈現出不服輸的努力及毅力，那種對抗困境的韌性，不就是復原力嗎？也許是個人偏見，我覺得護理人員通常具備較好的復原力，可能與他們接受的教育訓練及工作特性有關。

護理發展不受限，這些都是新角色！

如果您正在考慮是否要選擇就讀護理科系，或未來從事護理工作，這本書可以告訴您，隨著醫學科技的進步，以及醫療照護需求的變遷，護理已經因此發展出許多新的角色，如臨床研究護理師、個案管理師、專科護理師等，護理工作角色將會更多元，工作也將更獨立。

如果您是正在考慮要不要離開護理職場的護理同道，這本書可以提供過來人職涯轉折的實際經驗，以及除了病房護理人員以外，還有許多有趣的護理職務，是您可以擔任的工作。

另外，由護理師的神隊友們（醫師、營養師、資訊工程師等）執筆的篇章，可能讓您驚覺原來護理人員在他們眼中，有這些功能及重要性，總算有人肯定。最後，希望本書作者們真誠無私的分享，可以激發您的復原力。

臺灣大學護理學系
兼任副教授
張媚

總序
敬那些破釜沉舟的風和日麗！

直到改完最後一篇稿件，心中大石頭才算真正落下。相信這樣的書，在臺灣，我敢說是第一本，也極有可能是最後一本！因為要完成這樣的壯舉並不容易，從一開始邀請護理人寫作，還要有專人協助修改、校閱，最重要的是要找到出版社願意埋單……，這一切都從作夢開始，到圓夢結束。

癡人只說夢，行動者踏實築夢

我不知道為什麼就是覺得可行，即使一開始聽起來如此癡人說夢，可能是過去在臨床上完成過更多不可能的任務，教會我一件事——「當你想做一件事，全宇宙都會來幫忙！」

身邊總是有著一群跟我一樣，願意相信這是美好且良善的世界，跟我一樣願意為專業付出不求回報，我倒是希望這樣的「傻瓜」可以越來越多，或是看完這本書會驚覺原來同類人這麼多。

二〇二〇年，打亂了所有人的步調，包括我。因為 COVID-19 把我從澳洲趕回了臺灣，我放棄公職護理師的資格、放棄百萬年薪，也花光了我的積蓄，最後又回到原點，更慘的是我已經四十歲了。

我不相信「人生七十才開始」的謊言，因為全國平均餘命女性也才八十多歲，七十歲以後能走、能跑就要偷笑了。但四十呢？已經從大學畢業快二十年，身邊的朋友有著家庭、事業，我居然還打算繼續念書，你是不是覺得我爸媽很偉大，或是猜想著我可能有著不錯的家世，讓我可以這樣不食人間煙火？

剛好相反，我的家境並不優渥，但我的家庭讓我看見人生最重要的事，不是錢而是愛，這樣的真理在臨床照護病人時也不停被驗證，錢夠用就好，所以工作的目的對我來說，除了賺夠用的錢之外，還有其他更重要的價值。

人生最重要的事，一再挑戰極限

如果說護理工作的價值在於助人，太過矯情，包袱也過於沉重。我不否認，在工作中我常常覺得「順便」做了一些好事，但也時不時會看到遊走在道德邊緣的事，一次又一次挑戰自己的極限。

還記得剛出社會時被稱為「草莓族」，被譏笑我們這些年輕人動不動就離職、時不時就抱怨是顆「爛」草莓。難道真的是因為抗壓性太低，才會一直覺得忿忿不平？還是因為學校教會我們批判性思考，要有承擔及發聲的勇氣，「害」我們變成這樣？

我不否認，長久下來對於人性或是醫療工作會有失望，但也因為這些負面感受，讓我學會了省思的能力。社會上其實不是只有護理人，才受到這些灰色地帶所苦，我們要認清現實中就是有這些不完美，如何學習自處，卻是相當重要的一件事。但自欺欺人或視而不見，永遠不是一個好的因應方式，唯有認清現實的模樣，找出問題或是嘗試解決，才會有進步。

Wake up！護理人的民主意識

改變並不會一蹴可幾，臺灣的政治已經讓我們看到民主演進的軌跡，那護理呢？我常常這麼想。

護理的問題很多、很廣、很繁雜，該從哪裡下手？我想就從喚醒護理人的民主意識開始，從瞭解現況開始，從看到一些前輩的典範故事開始，我想每個人都可以在每篇故事中，看到一些自己過去或是現在的身影，找到一些共鳴或是支持自己的力量。

希望看完這本《護理的100種可能：白色巨塔外的風和日麗》的你，不要先急著離開原有的單位，我不是在幫護理部挽留你，而是要你想想自己準備好了嗎？

書中或許沒有過度強調這些在海外工作的人，其實都有著一些重要的特質——英文很好且個性獨立。但也不要因為看到這裡而卻步，「英文很好」的定義是他們通過了外國所要求的語言門檻，可想而知，他們下了不少功夫在準備英文考試，但由於此書並不是英文教學書籍，因此沒有容許他們花篇幅呈現。

至於「個性獨立」又更抽象，我在澳洲七個月的時間，可以感受到自己常常懷念起臺灣的人事物，在國外要用英文流暢地表達自己的想法與感受，對我來說還是很難，這件事讓我不免感到沮喪，因為「說英文的我」，跟「說中文的我」竟然有如此大的落差。

破釜沉舟的決心，風和日麗的遠景

要是不知道自己的目標是什麼？或是為了什麼而努力著？回臺灣也未必不好，因為國外的生活，至少前幾年都是孤獨且不燦爛的。

臺灣雖然有著不完美的職場環境，但愛你的人、關心你的人都在身邊，有時難過、生氣，至少總是會有一雙耳朵願意聽。

我不敢說未來會更好，但我知道，如果有更多人跟我一樣這樣想，未來有可能會更好。

書籍出版最大的目的，就是進而影響更多的人，大家開始關心自己的職場環境、關心身邊的護理人，多一點耐心去教導後進，讓更多和我們一樣的人投身到護理職場，讓護理因我們而強大。

最後，感謝答應幫本書寫序的陳榮基教授、周照芳老師及張媚老師，有了他們的真情推薦，相信會讓本書增添不少光芒。也很感謝我的姊姊林于璿，空有會計師執照，卻選擇在國稅局擔任公僕，每一篇成稿後都協助我品讀，提供非醫療人員的視角建議。

當然，本書還有兩位非常重要的無償校稿人員，一位是我多年好友兼球友的李靖晴，有著英國里茲大學翻譯所的學歷卻在這裡幫我挑錯字，真是大材小用。另一位則是我重要的夥伴蔡佩真，我的第一本書就已經見識到她「挑錯」的好眼力，這一次當然也必須借重她的專長，更謝謝她在成書期間給我各方面的支持。

很多的感謝，說再多遍都不嫌甜膩，謝謝你們，真的謝謝！

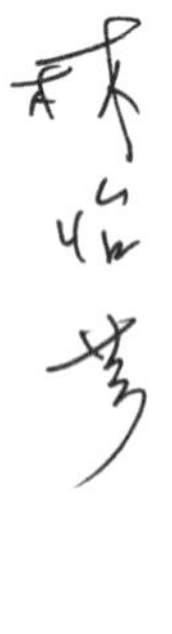

聲明

開始閱讀之前，我們必須誠摯地告知，書中所描述的每一個護理角色都純屬個人經驗分享，本書定位非護理學術教科書，故若想知道完整的各個護理專業角色和核心能力，請參閱其他專業書籍。

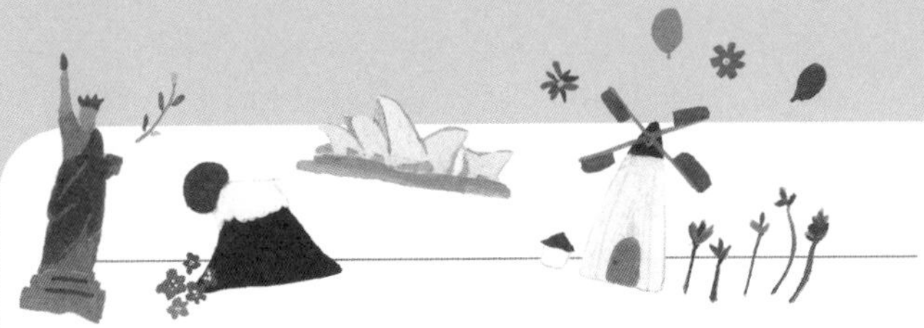

PART 1

斜槓人生，就此開演！

原來護理離我們那麼近

腫瘤護理／咖啡師／癌症病人／長照……，我的斜槓人生幾乎都是上天安排的，所有一切緣分都是從大學畢業後投入腫瘤科開始。人生的路不會只有一條，不需要限縮眼界或低估自己的能耐，白色巨塔外的護理師們，一起熱血啟程，迎接斜槓人生！

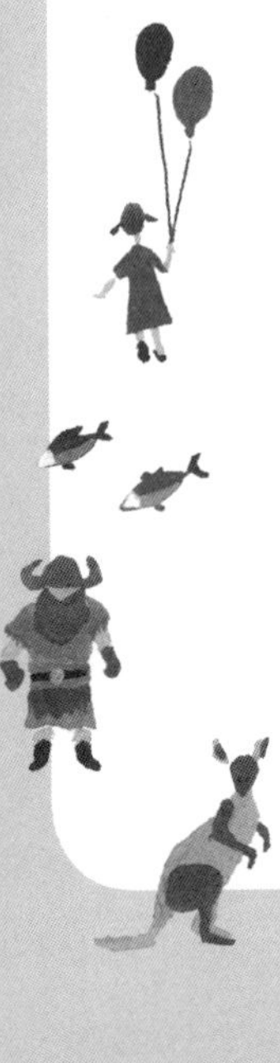

01

護理立委可能嗎？

前護理立委 **陳靜敏**

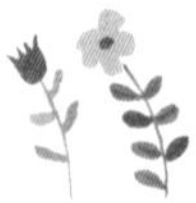

南丁格爾親身投入救災現場，利用統計的結果來改善病人健康、倡議政策的改革，扭轉大眾對護理的印象。

然而，經過近一百五十年的發展，我們卻還無法突破自身的護理困境……。

說到政治，我覺得臺灣護理師都有點政治冷感，大家每天低頭默默工作，認為政治離我們非常遙遠。但政治為眾人之事，怎麼可能會與你我無關呢？

說到這裡，我必須提到臺灣第一位有護理背景的立委——靳曾珍麗女士（一九三三～二〇一〇年），在她八年的任期內曾協助推動《護理人員法》，奠基了臺灣護理師的工作職責範圍與法律上的權益保障，也陸續主導或參與推動各種專業人員的法規與制度建立。

數大並不美，職場成為夢想掩埋場？

然而，自從她於二〇〇二年離開立法院後，護理界的聲音就消失在國會殿堂裡。

說到這，若還是覺得政治與你無關，那麼二〇〇三年在臺灣發生的SARS疫情，讓許多醫護人員在那次的疫情中喪命，有些政策與法律或許已經不再適用於現今社會，需要通盤檢討，但誰來替護理人員發聲呢？

徐志摩說：「數大便是美。」護理人員數大卻不美，也因為人數眾多，容易使得凝聚力變弱，加上長期對於國家政治及醫療政治的漠視，在醫療團隊中佔比最多的我們，卻成為相對弱勢。我不知道導致這樣的情形與女性角色有沒有關係，女性在傳統社會中總是存在著丟不掉的包袱，在家庭中的角色也是如此，我們從不喜歡說話，也許是沒有人想聽，又或是沒有說話的份，漸漸地習慣不出聲，到現在該發聲時，不知道該如何說起。

光是二十八萬領照人數的族群，本來應該要受到政黨的青睞與重視，為如此龐大的職業群提名不分區立委。很可惜的，事實卻大大相反。因為一直以來，我們的安分守己、默默努力卻變成了最大的弱點，自然吸引不到政黨的目光。

學生在求學過程中，對護理產生使命感與熱情，帶著崇高的自我期許投入職場，卻屢屢死傷慘重，甚至戰死沙場，最後頭也不回地毅然決然離開這個傷心地。對於身為教育者的我來說，無疑是莫大的打擊。

每每聽到他們在職場上的不愉快，總是感到不捨與心痛，但又無法勉強他們繼續不快樂地犧牲奉獻。這樣的現象令我相當困惑，究竟護理職場出了什麼問題，為什麼成為護理人員的夢想掩埋場呢？

護理專業與其他專業養成一致，並非一朝一夕可完成，其中需要投入大量的教師、學生、教學資源、實習場域、精力、時間都是無法計量，然而可以在一夕之間就毀掉一位護理人的熱情，到底是什麼原因扼殺了護理的幼苗、澆熄了護理的熱忱？

我想這與護理人員的權益長期遭到忽視、職業安全不受重視、薪資與付出不成比例、職場霸凌、血汗醫院，和專業護理角色發展模糊不清都有些關係，面對一個個以前的學生黯然離開護理界，便開始反思自己能做些什麼，來為護理界發出聲音！

看似無害的靜悄悄，讓護理發展舉步維艱

在電視上，說話最大聲的就屬於立委了，學者要參與政治之前，都必定經歷一場內心的角力賽。看著立委們在議會中的質詢風格，有時充滿嘲諷，有時激動到口不擇言，甚至攻擊對方的私生活，身為一名學者對於自身形象還是有很重的包袱，因為我們是讀書人啊，誰想要去扯頭髮、拳腳相向，成為鎂光燈的焦點，或是搏得新聞版面？

對，我也不想，畢竟在學生面前還是要保持教授形象，無法想像自己拿著麥克風，用潑婦罵街的音量，讓政府官員感到壓力與恐懼。然而，我不入地獄誰入地獄（雖然沒有像地藏王菩薩那樣無私，但對我來說已經是某種程度的犧牲），所以我接受了民進黨在二〇一六年提名的不分區立委，二〇一八年由於陳其邁（現任高雄市長）因參選高雄市長而辭去不分區立委職務，我就依法遞補宣誓就職第九屆立法委員，成為臺灣史上第二位擁有護理背景的立法委員。雖然本身對於政治圈並不熟悉（簡稱「政治素人」），但我想既然當了立委，就得趁這個機會好好地把我之前想做的、想說的，透過憲法賦予我的權力擬訂相關法案，來解決現今的護理困境。

我在博士班念的是「健康政策暨社區健康」（Health Policy and Health of the Community），呼應我現在要開啟的新任務，要達成社區（全民）健康目標的終極手段，就是制定健康政策。但首先要有健康的護理人員和安全的護理執業環境，他們才能毫無後顧之憂地照

顧病人或促進民眾健康。護理因為必要，所以觸角延伸至每個角落，如果你沒有概念，可以先翻開本書的目錄，就會知道有這麼多不同的護理角色，在各個領域默默努力。

但也因為大家都分散在各個角落，範圍廣泛，想要整合共識或是凝聚大家展開一場遊行非常不容易。因此，在二十餘年的護理教學生涯中，我不斷灌輸學生們參與公共事務的必要性，提醒大家關心病人健康與自身權益，必要時團結一致站上街頭，這是宿命、也是必經之歷程，因為我們已經安靜太久了，這樣看似無害的靜悄悄，卻讓護理專業發展的步伐舉步維艱。

護理發展困境，真是人才培育率低嗎？

長久以來，不管是在護理界還是在外界眼中，護理工作內容複雜、繁瑣、強度高，生活作息不規律，醫護與護病關係緊繃、報酬福利待遇差、缺乏職業成就感、對於生涯規劃的無望感，還有無法滿足的自我實現感，正是讓護理師不願留任、執業率低的主要原因。

近幾年有人提出解決方案，希望透過成立學士後護理系，培育護理人才投入職場，這個方法表面上看似解決了問題，實際上卻是治標不治本。臺灣有四十一間護理學校，每年培育出一萬三千餘護理人才。你還覺得是護理人才培育不夠多的問題嗎？

護理專業仍有其前瞻性嗎？護理有其獨特功能嗎？護理界的表現能符合社會大眾的期待嗎？我們的護理鼻祖南丁格爾女士，在一八六〇年即創辦現代化護理學校、扭轉護理形象、提升社會地位，我們卻開始對護理專業發展感到質疑？

在那個護理不受到尊敬、只有貧苦低下階層的女人，為了謀生才肯做的污穢工作時代，南丁格爾是怎麼扭轉大家對護理的印象？她親身投入救災現場，其實她更是護理統計科學化的先驅，利用統計的結果來改善病人的健康、倡議政策的改革，她用自己的行動證明了護理是一門科學，也是藝術。

經過了近一百五十年的發展，身在臺灣的我們，卻還無法突破自身的護理困境，年輕人可以站起來了，讓大家看看護理界團結的力量，這是我最希望喚醒的護理政治意識。

空缺十六年的位置，捍衛護理人權益

我相信危機就是轉機！這是最壞的年代，也可以是最好的年代，只要我們積極參與公共事務，發揮我們專業團體的巨大影響力，就可以突破現今的困境。

在我短暫但充實的立委生涯中，即使在找不到助理、沒有立委前輩（靳曾珍麗逝世於二〇一〇年）的角色模範下，盡我所能地捍衛護理人員的相關權益：為罹難護理師爭取撫卹金；發動「天使救人，護理無罪」連署獲全國十五萬人響應，進而提出修法；揭露國家證照同師不同酬，爭取護理師應有給付等。

透過質詢與媒體報導，讓相關部門及民眾關注護理同仁包山包海的業務、十年如一日的低薪，以及遭受醫療暴力、執業環境惡劣、不受尊重的不當對待。也舉辦協調與公聽會爭取護理之家與健保特約辦理急性後期照護、拓展護理角色、倡議專科護理師勞動條件改善、處理校護請假職務代理及公職護理師高資低用問題、籌組護理工會、研擬護理人員最低薪資、護病比成效之追蹤等等，期待能因立法院有一席護理代表而能肩負起強化我國健康政策、翻轉護理職場，更能提升護理人員專業影響力、捍衛護理權益與尊嚴。縱使是政壇菜鳥，在任期內，我竟然榮獲「優秀立委」評鑑的殊榮，這都是護理專業訓練、護理人堅毅特質所展現的成果。

護理的專業與熱忱，需要主管機關與社會大眾的尊重與支持，但這些都不會從天而降，它需要護理人員的使命感，努力將公共事務與政治參與內化成護理的專業角色之一。

護理的聲音在議會空缺了十六年，在我短暫一年多的立委任期中，我看到參政能為護理帶來的改變，因而鼓勵優秀的護理青年們，快把護理立委列入轉職的選項名單中，你可以從里長做起（護理背景的里長感覺很有賣點），或是議員、立委、區長、市長，抑或是進入公部門都可以。我們希望看到護理人才在國家政治的每個角落也生根茁壯，不要妄自菲薄，護理就是我們最引以為傲的專業，也會是你參與政治的最大優勢，因為我們背後有著數十萬的護理大軍，等待著下一個指揮官出現。

作者簡介 陳靜敏

#曾是立法委員的新世紀女戰神
#我護理，我驕傲

學歷這件事

護理師、教授

一九八五年 耕莘高級護理助產職業學校畢業
一九八七年 國立臺北護理專科學校護理副學士
一九九〇年 美國伊利諾大學護理學士
一九九二年 美國印第安納大學社區護理組碩士
一九九五年 美國印第安納大學健康政策與社區護理組博士

資歷這件事

一九八七～一九八八年 馬偕醫院神經外科病房護士
一九九〇～一九九四年 美國印第安納大學護理學院助教／研究助理
一九九四～二〇〇七年 臺北醫學大學護理系講師、副教授
二〇〇四年 臺北醫學大學附設醫院護理部副主任
二〇〇五年 國際護理協會（ＩＣＮ）研習
二〇〇七～二〇一一年 臺北醫學大學老人護理暨管理學系教授暨系主任
二〇一一年～迄今 國立成功大學護理學系／老年學研究所教授
二〇一一～二〇一五年 國立成功大學人文社會科學中心企劃整合組組長
二〇一五～二〇一八年 國立成功大學國際事務處副國際長、國際長
二〇一八～二〇二〇年 第九屆全國不分區立法委員
二〇一八～二〇二一年 臺灣護理學會第三十二屆副理事長、理事長
二〇一九～二〇二一年 臺南市政府市政顧問
二〇一九年～迄今 中華民國護理師護士公會全國聯合會第十一屆顧問
二〇一九年～迄今 臺灣世衛外交協會第一屆榮譽顧問
二〇二〇年～迄今 立法院榮譽顧問

給讀者的話

壯大護理界，促進全民健康！

02

從工會到書店兼居家護理所，「無論如河」燃燒護理魂

「無論如河」書店兼居家護理所創辦人 **梁秀眉**

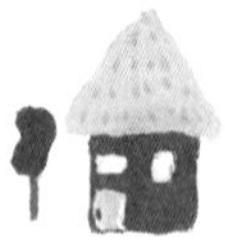

組工會是一件無償卻爆肝的事情，只因不捨學生哭訴護理勞動現況的種種沈痾……。無論是創辦基護工會或是接手書店，我都意圖在醫療體制外，開拓護病之間的對話空間，我們想做的永遠都是將護理從醫院帶出來，走到民眾身邊，讓大家知道護理是獨立且美好的專業。

在承接「有河不可」成為「無論如河」書店兼居護所經營者之前，我是精神科臨床護理老師，如雜草般的生存能力，是我在護理領域所學會的本事。熱愛護理教育，一度把護理臨床指導老師作為終身志業，醫院實習場域是個小型社會縮影，養成教育著重協助護生提早社會化，以求適應。

離開護理，是為了重返護理

我在臨床指導老師處於「學校體制」與「醫院鐵板般制度」兩大板塊的重壓下，發現學校課程、護理教科書裡的護理技術、知識與實際臨床護理實務教學，經常有難以接續的斷層。醫療現場醫護集體無感，視而不見地別開頭去，忽略病人的真實狀態與問題，只求用標準流程，快速完成醫護技術與工作，讓我在教學現場常有如霧中尋路般的痛苦，只能靠著直覺摸索，苦於自己到底能帶學生往哪裡去的無解困窘。

作為一名臨床指導老師，醫院與學校體制是兩大鐵板，除了從中找出隙縫安置自身，更渴望從護理實務教育中，可以貼近與理解年輕世代的生活世界，協助護理學生領略護理之美。

然而，對於各種臨床現象常有一堆問號的困思，如濃霧罩頂，亦如同土石流般被各種田野經驗故事掩埋，我常常無法提取護理實踐知識脈絡與社會、體制、結構、護病間的關係，這是我為何離職進入輔大心理研究所，學習行動研究的原因。

我的碩士論文為《困獸猶鬥、霧中取徑：四十解惑的精神科護理臨床老師專業自主歷程》，論文中表明「我離開護理，只為了重返護理」，從一個離職念心理所，又重返精神科臨床實習指導老師工作的主體位置，進行困獸猶鬥般的行動研究探索歷程，開始學習個人身上原有的團體整體系統位置，不放棄尋出路、找方法的可能性。

沒有條件就創造條件，對不合理勇於發聲

《對抗生命衝擊的女人》這本書提出「沈默」極可能是一種活在不利處境中的人，不得不選擇的一種生存策略。其所表現出來的依賴權威現象，不見得代表她們沒有自主思想；只是她們學會隱藏，甚至是裝死式的木訥呆滯。由這個角度來看，「沈默無聲」是一種對不利處境與不公對待下的無言抗拒；在「沈默」中，生命得以無聲地避免招惹壓迫而苟且生存。「沈默」不只可能不簡單，它更應該被細膩與尊嚴地瞭解。

過去的我，在護理臨床處境裡經常使用這種策略，在縫隙中沉默地尋找讓自己得以生存的可能性空間。直到後來，校護協進會創會理事長鄭麗貞女士接手學校衛生護理學會理事長之後，邀請毫無組織經驗的我擔任秘書長，才讓我看見校護當年創辦協進會胼手胝足、篳路藍縷，從無到有的血汗歷程，所有豐碩果實從來都不是憑空而生。

儘管學會缺乏人力與資源，也要創造條件讓校護實務工作者實踐自己的所學知識、發揮投書的作用，利用媒體資源讓大眾瞭解與學校護理相關的時事、力擋品質不良的學

生健康檢查、投入八八風災的救災後續行動、開記者會指出校護兼職問題等，我開始學習面對不公不義，對不合理的社會現象勇於發聲。

「無論如河」書店，醫護人文的精神花園

從心理諮商所畢業後，一邊從事教學工作、一邊籌組工會，兩份工作的情緒勞動與工作強度負擔都很大，日日夜夜不停地工作。組工會是一件無償卻爆肝的事情，只因不捨畢業學生回來哭訴護理勞動現況的種種沈痾，創辦基護工會企圖影響護理學生，即便醫療市場重視護理人力成本大於專業、營利邏輯至上，但仍應堅守護理專業價值，捍衛勞動權。

二〇一一年，在基護工會籌備期間，發現短短半年就已有七起護理師身亡的新聞事件，因而在北、中、南、東四區舉辦各種相關活動，目的是想要喚起護理人員長期缺乏的勞動意識，集結組織護理人員。

二〇一二年十一月四日，正式成立「臺灣基層護理產業工會」，對我而言，這不只是一個工會，更是一個護理體制外的勞動教育場所，因此主張工會理事長採直接民主以及常務理事輪值制，不應由一人獨攬話語權，而是讓付出努力想要有所改變的人輪職擔任理事長，學習拿麥克風，踏上「護理師」這個公共角色與社會對話。

基護工會的民主精神與文化，延續到「無論如河」書店兼居護所的社會實踐，我和另外三名工會資深幹部作為書店出資者，我們自稱「書店女工」而不是老闆，對等的合作關係讓自主學習能力與時俱進。其經營理念著重在「書店作為社區護理的平台」，強調三段五級的預防重於治療，與民眾對話「好生好死」的觀念。

我們在臨床上經常看到許多宛如地獄的「無效醫療」現場，醫護人員泰然自若地快速工作，隔絕感覺、停止深思，只有這樣我們才能成為醫院龐大結構的小螺絲釘，稱職地完成手頭上的工作。缺乏人文反思的醫療，將讓人深陷「活不好也死不了」的處境而不自覺。

無論是創辦基護工會或是接手書店，我都意圖在醫療體制外，開拓護病之間的對話空間，尋找一個醫護人文繁花盛開的精神花園。

把「護理」從醫院帶到民眾身邊

臺灣民眾過度依賴醫療，已經造成許多濫用與傷害，健康並不只在身體，心理及靈性亦是，希望透過深化閱讀與藝術生活化的文化風氣，使人從中獲得自助助人的力量。

在選書方面，身心靈系列、文學、生態、藝術人文、歷史與社會勞動等，都是我們著重的類別，也透過不定期舉辦新書分享會、讀書會、藝術體驗，以及生態環境、勞動教育、醫護講座等各類活動，促進對話與交流。近期又與陳光國醫師合作性治療身心聯合門診，創立「性好門診」，滿足個案生理、心理、性衛教諮詢的需求，並擔任性健康管理師的培訓工作。

在離開醫院的這些日子，我們想做的永遠都是將護理從醫院帶出來，走到民眾身邊，讓大家知道護理是獨立且美好的專業。

作為全球首家書店兼居護所，期待未來能再拓展長照功能，實踐「小規模多功能」的社區護理之多種可能性。即便開書店經歷各種艱難，經濟狀況屢屢拉警報，但精神層次的提升與各種故事的開展，在在讓我感激這份遇合，書店是超越夢想不可置信的美好存在。

我從護校一路摸索到心理研究所，求學之路曲折無人指引，與各種書的相遇餵養了我的靈魂，讓我成為今天的自己。

正如同保羅．弗雷勒（Paulo Freire）所說的：「所有知識都要服務於人往前的行動；所有的行動都要朝向社會變革；所有社會變革都要指涉更正義的未來。」

期待《護理的100種可能》，可以作為護理主體現身的小踏腳墊，讓尚在框架裡的人們踏上之後，望見更寬廣的蔚藍天空。

作者簡介　梁秀眉

「無論如河」居家護理師

學歷這件事

高醫護理系
輔大心理系研究所畢業

資歷這件事

彰化基督教醫院精神科病房護理師
高雄醫學院精神科病房護理師
弘光科技大學精神科護理臨床實習老師
馬偕醫護管理專科學校社區護理、精神科護理臨床實習老師
仁德護專學輔中心實習諮商心理師
臺灣失智症協會諮詢專員
學校衛生護理學會祕書長
基護工會前理事長
東吳大學「性教育」、「性、多元文化與生活」兼任講師

值得嘴的事

行動研究碩士論文《困獸猶鬥、霧中取徑：四十解惑的精神科護理臨床老師專業自主歷程》；
創辦臺灣基層護理產業工會；
創辦全球第一家獨立書店兼居家護理所——「無論如河」；
創辦性好門診，與陳光國醫師合作性治療聯合門診；
二〇一九年國藝會臺灣書寫專案《專科護理師——白色巨塔裡隱形的行業》計劃主持人兼作者。

給讀者的話

所有知識都要服務於人往前的行動；所有的行動都要朝向社會變革；所有社會變革都要指涉更正義的未來。——保羅．弗雷勒（Paulo Freire）

03

護理界的OL

職業健康護理師 **高國雁**

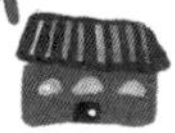

職業健康護理師替公司員工辦理健康管理、職業病的預防及健康促進，讓病情還很輕微時，就獲得控制，甚至在還未發生時，就先預防。

職護會根據員工的健檢報告進行健康諮詢，提供一些建議，也會適時將他們轉介給職業醫學專科醫師，做進一步的評估與建議。

大四時，第一次聽到「職業健康護理師」這個名詞，老師邀請畢業學姐回系上分享，然而那時的「廠護」（當時無職業健康護理師正式名稱）這類職缺很少，覺得很新鮮。

雖然是另一種工作選項，但覺得不是我們這種菜鳥護理師可以勝任的工作，所以畢業後還是乖乖進入大醫院接受磨練。

是病人不是顧客，別再當醫院的「奧客」！

臨床的挑戰果然沒有讓我失望，只有比想像中多更多，但也別太過悲觀，能讓你受苦的事，不意外也會帶給你成長。無論是醫學專業知識、照顧技能、身心靈性照護和溝通技巧等，就算不想學，整個照護過程也會強迫讓你學習「泡」在臨床，不知不覺就擁有一身護理的好本領。

臺灣的健保制度讓許多重大傷病的病人受益，而國人的健康也因此有顯著進步，但不得不說也有許多人將每個月支付的健保費用當作免死金牌，認為自己是「顧客」而非「病人」，帶著消費者「顧客至上」的心態，消費我們公有的醫療系統，把醫護人員當服務生叫罵的奧客心態，這些即使在公立醫院的我們都司空見慣，更遑論是私立醫院的處境。

醫療不是消費品，而是珍貴的專業資源，但身處在臺灣的我們，有人甚至從小就享受這樣的社會福利，不自覺地把健保視為理所當然，在這樣消費者至上的醫療體系文化底下，我的熱血意志漸漸被消耗殆盡，在照顧這類的病人時，常常飽受冷言冷語：「妳們當護士的都想嫁醫生齁！」、「小姐可以趕快過來嗎？到底還要等多久？」、「妳以為臺大醫院就了不起喔？我上次去ＸＸ醫院，他們可不像你們這樣高傲，為什麼我不能轉床／出院／趕快做檢查？」等等族繁不及備載，但真正壓倒我離開臨床的最後一根稻草，其實是自己的年紀，輪班工作讓我的生理時鐘整個錯亂，身體開始出現問題……。

我只照顧過病人，健康的人如何照顧？

記得照顧過一位骨髓移植的護理前輩，她說生病後才體會到：「只有自己，才能照顧自己，沒有人會真正理解你的情況。」所以當發現自己的身體似乎開始抗議時，身為護理人員的我，當然得開始把照顧自己提上日程，選擇離開熟悉的專業領域。

因緣際會下，來到一家外商公司上班，工作內容主要是在藥物上市後，協助藥廠監測該藥物是否有出現不良反應的通報，當時比較類似現在研究護理師的角色。

雖然跟護理只有沾上一點點邊，不過想到可以朝九晚五、正常週休二日、免去社交隔離危機，又可以擺脫輪夜班、高風險的生活型態，更好的是終於可以不用穿總是被「愛情動作片」濫用的護士服，我可以穿著一般ＯＬ應有的裝扮，上點淡妝也不怕戴著口罩導致脫妝，其實挺不賴的！

後來經過朋友介紹，來到一家知名的科技公司擔任護理師，當時的職稱已正名為「職業健康護理師」（Occupational health nurse，之前俗稱「廠護」，以下簡稱「職護」）。但老實說，我有點心虛，因為自己並沒有受過相關訓練，過去的工作都是照顧病人，健康的人也需要照顧嗎？當然，讓我想起了大學所學的社區護理學，社區護理的重點項目之一，就是促進社區裡的健康和預防疾病的發生。

靠著Google大神以及詢問從事相關工作的朋友，才知道原來《職業安全衛生法》，終於讓許多公司「願意」（主動／被動）開始招聘醫護人員納入正式員工編制，畢竟若沒有政府強制規定，在人事成本考量下，很少公司會願意主動聘請這類職缺。

我相當肯定這樣的政策，以前曾聽一位學姐說：「在醫院會經常看到很多病人，病情在到院治療時就已經很嚴重，如果可以在病情還很輕微時，就獲得控制，甚至還未發生時，就先預防，那該有多好啊！」也因為學姐的這番話，讓我決定踏入另一個護理領域角色。

在此提醒想要轉職的學弟妹們，擔任職護的一個必備條件是完成「勞工健康服務護理人員教育訓練」時數，目前總時數為五十二小時，可以儘早準備，畢竟機會是留給已經做好準備的人。

耐心、溝通、信任，活動順利的三種能力

剛開始遇到的挑戰是得瞭解整個公司龐大的組織架構、文化價值，以及大量的英文縮寫，乍看之下跟護理無關，不過後來發現這些大有用處，知道部門老闆是誰（有老闆支持非常重要，活動舉辦會順利很多）、部門做哪些生意（工作型態、客戶端工作環境），雖然只能知道概略無法精通，但這些卻對於跟員工溝通時相當有幫助，至少會認為這名護理師對於我的工作還有點瞭解。

再來，這個職位對於公司所有員工都是全新的概念，因此剛開始得利用各個管道增加曝光宣傳機會，同時製作各種宣傳EDM（Email Direct Marketing）之外，熟悉各部門的秘書也是重要的一環。因為秘書們很瞭解部門內的大小事，對主管跟員工都有一定熟悉度及信任度。如果你建立起口碑，他們也會幫你宣傳跟介紹員工，有她們幫忙美言一句，比起很多方式都還有用。

所以，另一項擔任職業健康護理師的重要能力，我認為是「溝通」，不需要華麗的說話方式，但需碰觸到人心，讓他人感受到真誠，信任感應該是這個工作最重要的元素。由於這個職位會接觸到員工健康相關資訊，例如新人體格檢查、定期健康檢查報告、長期病假的診斷證明等，這些都屬於個人敏感隱私，剛開始員工會擔心檢查報告若有異常，公司是否會有些行動？是否影響到自己的工作？所以剛開始接觸他們時，經常遇到許多

挫折。

職護會根據員工的健檢報告進行健康諮詢，提供一些專業建議，也會適時將他們轉介給職業醫學專科醫師，做進一步的評估與建議。

剛開始，員工接到我的諮詢電話時，會以為我是詐騙集團，因為以前沒接過公司這樣的電話和電子郵件，經過解釋之後，大部分的人表示可以理解，然而過程中多少還是會感到對方存有戒心。有些則依舊態度相當激動，覺得公司不應該碰觸他的健康檢查資料，即使說明是法律有規定的項目才看得到，他們還是會「氣噗噗」，但身為護理人員的我們還是要想辦法，耐心地盡到告知責任，希望他們可以儘早就醫或採取生活型態的調整。

有些則說他家人是醫生，不必我們介入，但每次收到報告卻還是滿江紅（數值超標）。當然身為公司的職護，還是得硬着頭皮想辦法讓他們知道這個數值可能存在的風險，希望他們可以儘快到醫院進一步追蹤；有些則是很難聯繫，信件已讀不回。但是當你不放棄，一次次傳達關心，並提醒應該要注意的事項後，他可能會在某一天突然回覆你的信件，同時願意參加幫忙安排的醫生諮詢，此時先前心中所留下的圈圈叉叉都瞬間消失。等到對方下次看到報告的數值有所改善，心中那種莫名的感動，足以產生讓我可以繼續努力的動力。

記得有位同仁跟我說過，因為派駐在客戶端，收到我的信件時，深受感動，覺得在外奮鬥時，公司還有人在遠端關心他們的健康，這也是讓人可以持續不斷的動力來源。

展現護理專業，讓主管成為代言者

當公司高層主管的健檢報告也需要積極關心時，我心裡的壓力也是挺大的！

記得第一次幫公司高層級的主管安排健康諮詢時，相當緊張，畢竟很難有機會進到主管的辦公室，而且還是談論比較敏感的健康資料，但我想過程中只需要展現護理專業的評估和建議，他們大部分都很樂意追蹤及配合，沒有想像中困難。不過也因為有了這樣的互動，讓高階主管更瞭解公司有這樣的專業人員及服務，後續主管對於我們所舉辦的健康促進活動也都很支持，甚至成為我們的代言人。

除了健康諮詢外，有時候需處理一些緊急突發狀況。還記得某天，突然接到同仁通報有位同事發燒，請我過去評估。當下先量測生命徵象，發現體溫確實超標且伴隨發冷和不斷顫抖，經過詢問後得知，他前幾天就有感冒症狀，已經看過醫生，目前也在服藥中，但依照我的專業知識，還是覺得有些不對勁，突然想到和之前在醫院照顧骨髓移植的病人（Bone marrow transplantation, BMT）發燒的樣子很像，覺得不單純是感冒，所以請家屬先帶回家休息，並叮囑務必到大醫院檢查。

當天家屬就帶他到大醫院，經過一連串檢查，確診為罕見的血液腫瘤疾病，所幸經過一段時間住院治療，情況控制得當，同時我們也幫他安排定期與職醫做相關諮詢與評估，進行復工評估，讓他能夠回到職場繼續工作，而我們也定期追蹤瞭解他的後續情況，適時給予建議。

舉辦活動，讓久坐族動起來！

辦理健康促進活動與課程，也是職護的重要任務，如何設計安排活動課程讓員工願意參與，同時又要把關課程內容，避免出現爭議。老實說要在有限資源下，設計活動內容的同時，還要有吸引人的禮品，具有一定的挑戰度。所以，很多時候自己要一條龍包山包海，把經費花在刀口（獎品）上，因為很多員工都是衝著獎品而來，或是努力尋找免費的課程資源，像是跟地區的健康服務中心（衛生所）或是一些機構合作。但天下沒有免費的午餐，總是會附上但書，例如要達到一定的人數要求，或是得小心有沒有賣產品的疑慮。

我曾經找過一家醫院來進行癌症相關的課程，事前溝通不能在課堂上有推銷行為，但是上課當天講師卻不受控制，在課程後段開始狂推他們醫院的健檢套餐，像是這樣的機構就不會再列入後續合作名單當中。

另外，員工作業環境是辦公室，所以大部分的人都有久坐問題，因此，在設計活動關卡上，就要納入「動」和「分數」這些元素，才能增加刺激感，讓他們不自覺地為了爭取勝利而動得更多、更勤快。

在舉辦活動時，也會擔心同仁們會不會不想動？沒想到反應挺熱絡，同事間會互動討論，甚至還回饋我們說：「上班中有這樣的活動，能動一動，很棒！」透過健康檢查資料的統計，分析整體員工的健康狀況，發現到公司某些年齡層男性的肥胖率及血脂異常率高，唯有透過「動」，讓他們參與活動的同時，也學習到一些方法，可以在回家後或其他時間繼續可以利用，在當年的父親節設計活動，同時把活動時間延長並不僅限父親節當天，讓更多長時間駐外的人員也有機會參加，看到平時較少參與活動的他們，一張張帶著笑容的照片，覺得很值得。

雖然職護沒有辦法立即看見治療效果，但如果你看到同仁一點一滴的改變，公司漸漸地重視這部分的需求，因而減少傷害的發生甚至預防，那麼一切的努力就值得了。

作者簡介

高國雁 Sara Kao

職業健康護理師

學歷這件事

二〇〇四年 國立臺灣大學護理學系畢業
二〇一二年 國立臺灣大學護理學系臨床研究護理師學分班

資歷這件事

二〇〇三～二〇〇四年 臺灣大學護理學系研究助理
二〇〇四～二〇〇六年 臺大醫院心臟內科護理師
二〇〇九年 A Plus Adult Day Health Care（Los Angeles, CA, USA）護理師
二〇一〇～二〇一二年 臺大醫院台成幹細胞治療中心護理師
二〇一二～二〇一四年 新加坡商艾得克（PeopleSearch）Medical Specialist
二〇一四～二〇一九年 美商公司職業健康護理師

值得嘴的事

二〇〇七年 通過美國加州NCLEX護理師執照考試；
二〇〇七～二〇〇九年 為夢想勇闖美國，雖未完成，但給年輕時有勇氣的自己一個讚；
年份不詳 優良護理師。

給讀者的話

自己的健康自己負責，但需要幫忙時，還是要相信專業！
活在當下，時時不忘覺察自己的身心！

04

只有遠傳，沒有距離！

遠距／居家護理師 **邱毓瑩**

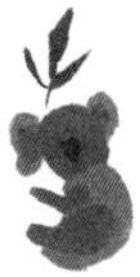

當你一個人必須負責九到十名病人，你要把他們照顧好，各種排程、檢查照會單、抗生素處方、次專科討論、脱水處置，還沒來得及坐下休息一會兒，馬上接到新病人的通知，一天十二小時的工作時間，就連上個洗手間都成了最奢侈的事情……。

我承認我不是一個可以活在安逸的人，至少現在這個年紀還不是。

護理的路上，也許不至於戰戰兢兢、如履薄冰，但時時刻刻需要繃緊神經倒是真的。畢竟我們從踏進臺大校園的那一刻起，就被賦予了鵬程萬里的契機，學習各種生理學、病理學、生物化學、藥理學、微生物免疫學、心理學，還有營養學等，你問我還有嗎？有喔，還有只能意會無法言傳的同理心。

初生之犢護理師，心中的十萬個為什麼

拿到護理師執照的我摩拳擦掌，等不及要開始一展長才，在病房間奔馳穿梭轉眼就是九年。

踏入臨床前那個初生之犢的我，還以為自己會因為日復一日相似的工作內容，而覺得無聊想跳槽，殊不知腫瘤科有學習不完的新知、新藥，再加上病人病情的複雜度實在是太令人燒腦，從早忙到晚的工作日裡，從沒飯吃、沒水喝的學妹，一步步變成能帶新人的學姐，其中，最開心的莫過於能夠和同事一起完成病人各種心願。

臨床上有著許多的護理規範、政策和評核，每當看到一個新的規定，腦袋裡總是會浮現出十萬個為什麼——為什麼護理師每天要幫病人至少灌一次牛奶，才能表示我們有在評估管路位置或消化情形？為什麼病人與家屬每週在預防跌倒的單張上簽名畫押，就

表示他們會配合執行？為什麼醫院為了解決護理師延遲下班的問題，就規定他們得在法定時間內先打卡，之後卻繼續在醫院做未完成的工作？只要勞工局查核時，時數符合規範，看似就解決了護理師延遲下班的問題。但這樣自欺欺人的作法，好嗎？護理人員超時工作問題就徹底根除了嗎？還有許許多多令我無法理解的現象。因此決定繼續進修研究所，認為可以透過實證的方式，解答我好奇的臨床問題與現象。

由於本身對於疾病生理與治療相當感興趣，從而選擇就讀護理研究所專科護理師組。專科護理師其實是臨床上進階版的護理角色之一，學習透過臨床推理（Clinical reasoning）有系統地進行鑑別診斷，期待這樣新的護理角色，可以在臨床上好好發揮其專業。

即使已經知道臺灣目前多數醫院專科護理師的工作內容，仍然較偏向醫師助理，但我總秉持著事在人為，認為沒有試過，可能會對不起自己。

踏出醫院，走出護理流浪者之歌

果不其然，醫學領域的學海無涯，臨床狀況的瞬息萬變、怵目驚心，真的沒有時間消化和思考。

當你一個人必須負責九到十名病人，其中一名患有敗血症，一名胃出血，再慘一點的病情是洗腎患者血壓上不來，但不洗腎就會喘不過氣來……，每一床都是你的病人，你要把他們照顧好，各種排程、檢查照會單、抗生素處方、次專科討論、脫水處置，當你以為已經完成了，還沒來得及坐下休息一會兒，馬上接到新病人的通知，還有其他床的病程需要記錄，一天十二小時的工作時間，就連上個洗手間都成了最奢侈的事情。

到底人心還是肉做的，當老闆或是同儕給了一點評價，脆弱會在不知不覺中長大，茁壯到忘記自己是誰。護理師不是雜草，踩過都是會疼的；護理師也不是機器人，所有的處置都是經過層層討論與溝通，執行時還要協調跟傳達。

假設病人對於針劑換成口服藥物有意見，護理師要有能力解釋箇中道理，讓這個處方可以順利執行。那專科護理師要做些什麼呢？在住院醫師人力不足下，專科護理師執行著眾多住院醫師的任務，也擔任護理師的指導者，有時也需要身兼護理師的工作，協助換藥、抽血，同時要跟著主治醫師查房，查完後，專科護理師要繼續解釋各種醫療處置的原因和後果，協助完整地做到醫病共享原則（Share Decision Making）。

在臺灣，由於臨床鑑別診斷能力的養成教育與醫師較不相同，因此專科護理師沒有處方權，但既然選擇擔任專科護理師，我就得努力學習新知、跟上職務內容的責任，儘管如此仍然受到不少的質疑，不禁讓我想問：「醫療團隊沒有護理師就無法存在；但沒有專科護理師，只要足夠的住院醫師就沒有關係嗎？專科護理師難道只是醫師人力不足的替代方案嗎？」除了這一道暫時擊潰我的難題，還有好多次的受挫、跌倒、不想再站起來的時刻，經歷各種膽顫心驚，深怕日子禁不起如此的蹉跎，而選擇勉強自己，這樣的我們到底快不快樂？

「是時間框住了我的極限，還是知道極限在哪？」於是我踏出醫院，迎著吹向自由的風，開啟了護理流浪者之歌的新篇章。

居家醫療介入，「想回家」不再害怕說出口

走進醫療資源相對缺乏的部落和偏鄉，沒有強大的醫療團隊進駐、沒有大型醫院，有的只是零零散散佇立多年的老診所，老醫師們幾乎什麼病都看，村民也都認識。

我參與的團隊幾乎家家戶戶走訪，居家探視內容也許是公共衛生端的健康促進，又或是慢性病治療的疾病控制，當然，也有伴人最後一程的緩和療護。我們正在實現一些沒有樂觀就無法延續的理想，期望哪一天，臺灣也普遍存在著在宅醫療，將醫療透過網際網路普及到各個角落。等到這一天的來臨，不再有所謂的「偏鄉」，因為在網路地圖上，我們享有同樣的醫療資源服務。

臺灣即將邁入超高齡社會，除了醫院就診、住院治療、安養院照護，我們還有一條最原始名為「回家」的路。當醫師、護理師等專業人員能夠到家協助，銜接出院急性後

期照顧，也許病患有機會不用往返急診，在急診室裡候床，甚至因為猝不及防的末期症狀，被迫送到急診室等待死亡。

當護理師不再只是到家協助導管更換，而是可以協助執行惡性蕈狀傷口護理、腫瘤出血處置、靜脈營養支持指導、情緒芳香治療、末期身心靈護理，還有臨終關懷哀傷輔導等；當醫師能夠協助在家執行必要的抗生素施打、超音波篩檢、在床邊進行腹水抽吸治療，緩解各種不適和疼痛時，我們會有更多時間和機會，留在熟悉的家裡，和親愛的家人，互相道愛、互相依偎，感受家庭的溫暖。

原先被家人安排要待在醫療資源集中的城市裡，爺爺因為有居家護理師搭配照顧服務員的齊心協助，能夠回到家裡療養，漸漸從臥床進步到能持助行器行走，陪著腰椎退化的奶奶，遠望庭院旭日東昇，夕陽餘暉，演唱《月亮代表我的心》，也許這是某些人嚮往的老有所依，人有所歸。無法靠自己深深吸吐就能減緩的氣喘吁吁，戴著氧氣深怕麻煩家人又心生恐懼的老爸，因為居家醫療的介入，成就了不敢說出口的心願——「我想回家」。

安心在宅安老，度過相對不健康的日子，步履蹣跚，我們的長照制度走了十年，再進入新的時代。有人受惠，也有人總是得不到政府照顧，山裡來林裡去的風聲蕭蕭，輕輕低喃著：「嘿，也許這是另外一扇窗。」於是，我一邊加入偏鄉遠距醫療計劃，擔任遠距諮詢護理師，提供亞健康長輩關於健康促進的課程和個案評估——

來自貢寮九十多歲的林奶奶，因為另一半往生，近期鬱鬱寡歡，照服員家訪發現她最近少了笑容，我在線上評估後，便和夥伴安排了心理師做線上的小團體諮商，也許是因為同齡團體，奶奶開始和其他長輩分享老伴過去的貼心舉動，說著說著，另一位長輩也開始敘說他們以前都到哪裡釣魚，即使心理師只在線上主持，現場仍創造了很溫暖的氛圍，進行了生命梳理。此外，住在南投部落的許婆婆，越來越容易忘記來上課，甚至忘記關火，我在線上幫她做了簡易智能量表（Mini-mental state examination, MMSE）的評估，考量到奶奶的教育程度後，評估仍有失智風險，協助轉介了神經內科的醫師，並與家屬溝通，建議他們帶奶奶到醫院就診。

遠距讓專家不用舟車勞頓也能協助到醫療弱勢的地區，只是目前僅限於提供諮詢、健康促進，若需要醫師診斷時，還是必須下山，尋求協助。

就算被說天真，也要努力作夢

每當遇到這些個案，我就在想，如果專科護理師可以結合遠距通訊辦法，在遠端醫師監督下執行醫療行為，處理相較不侵入的診斷與處置，如此一來資源缺乏的地區，是不是就有機會平衡一點醫療資源分配不均的缺陷呢？

我也申請了衛福部的補助，和夥伴一同設立居家護理所，立案審核到計劃執行，雖然目前尚未漸入佳境，但我相信總有一天會。不知道我是不是真的能夠幫到那些想回家卻害怕回家的人，但我相信這會是件正確的事。我若是不著手進行，永遠都不會知道自己的極限在哪裡，我也永遠不會後悔離開醫院，到偏鄉成立居家護理所。

當你選擇跨出去，回眸就只是為了和地上的黑影打聲招呼，提醒自己，如影隨形的是夢想，有光，它會在，你也會在。還有很長的路要走，時光荏苒，我們都可以有所選擇。

不是因為我還年輕，而是因為我有一顆年輕的心，在用盡全力試過之前，我不會放棄，或許只有年輕人才會被老一輩的人笑天真，但也因為我們天真，所以還相信自己可以在大環境中做出一點小小的改變，只要有信念、有朋友，連宇宙都會幫忙。

對啊！我就是這樣簡單地相信著，還好身邊也有一群天真的朋友，我們還能一起寫書，在書裡築夢，等我們七老八十了，再拿起這本書，看看真的是南柯一夢，還是我們真的改變了世界，賭一把吧！I'm in, are you?

作者簡介

邱毓瑩 Irene Chiu

吃夢想會瘦護理師

如果你覺得受限了，走一走很好，因為快沒時間了啊，真的嗎？現代人不是都很長壽？當一個喜歡在圈圈裡鑽牛角尖，不夠有勇氣的女生，蠻累的呢。

學歷這件事

二〇〇七年　臺北市立第一女子高級中學畢業
二〇一一年　國立臺灣大學護理學系學士畢業
二〇一六年　國立臺灣大學護理學系專科護理師碩士班畢業

資歷這件事

二〇一一～二〇一七年　國立臺灣大學醫學院腫瘤科病房護理師
二〇一七～二〇一九年　國立臺灣大學醫學院急診後送病房專科護理師
二〇一九～二〇二〇年　國立臺灣大學醫學院分級醫療管理中心個案管理師
二〇二〇年～迄今　倆安居家護理所居家護理師／吉樂健康資訊科技遠距諮詢護理師

值得**嘴**的事

高中文組科展：《便利商店與雜貨店消費行為分析》得獎；
畢聯會副代、「護理系之夜」總召、熱舞社活動幹部；
大學書卷獎、畢業致詞代表；
張老師諮商訓練志工、MBSR正念減壓種子；
臺大醫院優良護理師：護師節的一日光榮；
拿到計劃開始走居家護理的這一天：發現現實殘酷，日子難過，但很多人需要不受綑綁的資源。健保漲價、長照人力會垮、超高齡社會，幫忙在宅安養，在宅終老。

給**讀者**的話

長大不一定要妥協，尊重自己的選擇。

05

防疫沒有英雄——不當蠟燭，不做天使！

機場檢疫護理師 **吳佳玲**

時間退回到二〇一九年十二月三十日，李文亮醫師的哨音響了，臺灣同步進入備戰狀態，開啟了邊境檢疫應對 COVID-19 疫情的一連串挑戰。我們（檢疫官）會針對其症狀、旅遊史和接觸史等進行評估，最後成功攔截了我國首例及後續逾三分之一的境外移入個案。

二〇二〇年，每個人的生活中都充斥著這幾個關鍵字：「COVID-19」、「隔離檢疫」、「口罩」，指揮中心記者會與ＬＩＮＥ疾管家更是每日必追的新劇情，我也不例外。年初的我，不過只是一個在醫學中心工作兩年多後，決定離職的「護理師逃兵」。

我有證書，但不執業

說來慚愧，我並不是滿懷熱忱踏進護理界，只不過是指考分數剛好掉進了臺大護理系而已，中間好幾度想要轉系，也輔修了公共衛生學系，後來意外在臨床實習過程中接觸到「真正的護理」，從沒想過自己會有這一面，投入的遠比原先想像的還多，也不排斥臨床，所以畢業後便進入腫瘤病房工作。

護理臨床工作很好，和病人的互動很好、與同事們一起奮鬥很好、跟著厲害的學長姐學習也很好，但護理職場環境沒意外地令我失望。

在現行規範內的護病比底下，我每天有著做不完的護理工作、發不完的藥、換不完的傷口，更不要說突如其來的抽血、治療等臨時醫囑或交辦項目。醫護團隊時不時就得和死神拔河，還得抓緊時間扒上兩口飯和解放護理師膀胱（這裡補充一個關於護理師膀胱的小知識：「Nurse's Bladder: the training and ability to hold one's pee for a 12 hour shift.」直白的翻譯是：「護理師有著一個訓練有素的膀胱，可以十二小時不尿尿。」）

媒體上經常報導護理師喜歡喝手搖飲，其實是因為在上班過程中，根本吃不到午晚餐，只能利用零碎的時間喝飲料，比坐下吃飯還要省時許多。護理師常在「想給病人多一點高品質照護」及「可能會超時工作」中糾結，長時間高強度工作造成的身心壓力、疲勞與無力感，最終還是成為壓倒駱駝的最後一根稻草，而我也變成了那空領有證書，卻不執業的護理師。

滿腔熱血和好奇心，衝上前線當檢疫官

在幾個月充電期的期間，我不斷思考自己不做護理師，還能做什麼？因為本身對於公共衛生和法律有些基礎，許多領域都躍躍欲試。而在疫情初期也曾參與過衛福部召開的「醫事人員禁出國」討論會議，看著會議代表們對於法源問題爭論不下，將最棘手的假別與給薪問題丟回到勞資協商解決。

我曾聽聞醫院主管用盡各種話術約束勞工，比如說：「你看都是因為你，別人要出來幫你上班，造成別人連上六天班。」或是先要求勞工自己預先找好十四天的代班人力，把人力調度的責任丟給勞工。

當然一定有人說：「疫情都這麼嚴重了，還想著出國？」等言論，但重點不論是什麼原因出國，出國前、回來後的勞工，依舊是弱勢的一方。這時我更加感受到第一線人員的無助感，但那時的我既不是護理師，也不是因為疫情忙碌的工作者，在網路上看見

一句「所謂的歲月靜好，不過是有人替你負重前行」，使得心底更深層的無力感頓時湧現。

恰巧，我看到了疾管署的招募資訊，就義無反顧地報名。但「傳染病防檢疫業務」到底是什麼啊？儘管我每年出國好幾次，都未曾注意過機場有設置這個單位，上網搜尋相關經驗分享也寥寥無幾（在看這篇文章的你真是賺到了），就憑著一股熱血和好奇心，親上火線到邊境擔任檢疫官。

話說檢疫（Quarantine）這個詞彙，源自十四世紀的歐洲，當時黑死病大流行，來自疫區的旅客或商船都必需隔離三十天，稱為「Trentino」。經過一個世紀後，增加至四十天，稱為「Quarantino」，其內涵包含隔離（Isolation）及檢查（Inspection）之意。而臺灣的海港檢疫則是追溯到鴉片戰爭後開港通商，雞籠、滬尾、安平與打狗四個通商口岸設有領事館，配置洋醫或傳教士，並針對當時傳染病疫區回來的船隻進行隔離與消毒。

後來公共衛生基礎建設興起，檢疫工作在前人的努力下，不斷地累積能量與經驗，直到二〇〇三年SARS期間，於國際港埠開始設置發燒篩檢站，透過紅外線熱影像儀監測入境旅客的體溫，對有症狀者進行健康評估、傳染病調查通報、抽血採檢（登革熱快篩）以及衛教宣導等。後SARS時代，遇到二〇〇九年H1N1流感疫情、二〇一四年西非伊波拉病毒疫情，以及二〇一五年韓國MERS疫情時，也曾啟動高風險航班旅客申報、機上廣播、登機檢疫、疫區國籍旅客註記等特殊檢疫措施。

國境的守護者，攔截境外移入個案

目前疾病管制署底下有六個管制中心，分別是臺北區、北區、中區、南區、高屏區與東區。我隸屬於北區管制中心，轄區內只有每年旅客運量高達四千多萬人次的「桃園國際機場」。機場內共有兩個航廈，分別又設置了兩處發燒篩檢站，因此一共有A、B、C、D四個執勤點，平時檢疫官不會固定在同一個航廈，也不時需要互相支援。

另外，由於桃園機場是全年無休，所以即使換到機場工作也還是得像醫院一樣輪班（兩班制，以早上九點和晚上九點作為切點），平常不固定白班或是夜班，排班上最多只會連續上班三天。

因為具有護理師背景的優勢，我們很適應輪班的生活、擅長抽血和評估健康狀態，可以給予旅客正確的衛教觀念或後續治療方向，也可以在有限的時間內判斷輕重緩急，及時與其他團隊進行溝通協調。

COVID-19是二〇二〇年全球最重大的事件，時間退回到二〇一九年十二月三十日，李文亮醫師的哨音響了，臺灣同步進入備戰狀態，隔天啟動自中國大陸武漢直航航班的登機檢疫，開啟了邊境檢疫應對COVID-19疫情的一連串挑戰。

為了及早發現疑似個案，從二〇二〇年一月二十四日開始，旅客只要是從中港澳入境者，皆需填寫「入境健康聲明卡」，誠實填報個人資料及健康狀況等，並於二月十一日起擴大實施至所有入境航班。

我們（檢疫官）會針對其症狀、旅遊史和接觸史等進行評估，必要時在機場就地採檢或送醫院診察，相關資料則鍵入智慧檢疫資訊管理系統（Smart Quarantine Management System, SQMS），即時串聯地方衛生單位啟動防疫作為。另外，也針對高風險國家以專案包（專）機返臺與定泊檢疫，成功攔檢了我國首例及後續逾三分之一的境外移入個案。

隨著國際疫情發展，限縮兩岸直航班機至五個航點、暫停來臺轉機、限制外籍人士入境，三月十九日起所有入境者皆要「居家檢疫十四天」，旅客需於登機前登入「入境檢疫系統」申報TOCC（旅遊史、職業別、接觸史及群聚史）、手機號碼及居家檢疫地址，抵達臺灣後，系統便會以手機簡訊發送健康憑證，由第一線的檢疫人員進行審查，該資料也會串接整合至「防疫追蹤系統」，發佈給民政、衛政及警政單位，並透過「電子圍籬智慧監控系統」，以手機定位方式掌握居家檢疫者行蹤，以確認防疫措施的落實情形、降低社區傳染風險。邊境檢疫拉出防疫最前端的警戒線，減少群聚和社區感染的威脅，這也是我們國境守護者的職責所在。

當無知與歧視還存在，疫情有結束的一天嗎？

國際疫情瞬息萬變，政府的防疫策略需要隨時因應，在政策轉變的過渡期，難免會有旅客受到影響，而這些不滿的情緒自然直接宣洩在第一線工作人員身上。最常見的抱怨無非是在排隊入境時，不耐久候的旅客便會開始大聲嚷嚷：「機場人這麼多，本來沒事的都變有事了！」也有許多熱心民眾會各種偷拍，或在網路上分享並不完全正確的「入境攻略」，反而造成有旅客誤以為可以拿免錢的防疫手機、住十四天免錢的防疫旅館，抱持著「這是政府要我檢疫的，那就要幫我找好旅館、準備好電話」的奧客大爺心態；又或是檢驗報告不合格、未完成居家檢疫資料填寫的旅客，試圖想偷跑闖關，被我們攔截和勸阻後，還會碎唸著：「某某國的防疫做得比較嚴謹，要不是有補助，我才不會回來呢！」大家聽到這些是不是怒火中燒，這可都是臺灣人民的納稅錢耶！

所幸遵守規定的旅客還是佔大多數，只不過當每次面對幾百人的航班時，若是有一兩個難纏的對手，就會耗費我們相當多的心力與時間，偶爾也需要陪玩「諜對諜」的遊戲，試圖突破心防，問出旅客到底還隱匿了哪些症狀、旅遊史和接觸史？

有許多旅客在入境時誠實申報有症狀，接受了評估和採檢後，依規定需要去集中檢疫所等待檢驗結果，然而當他們聽到這句話後，經常是一臉震驚且無法接受。

一來是對於「集中」一詞感到恐懼，以為會被關起來或送去集中營的概念，二來是可能原本已訂好旅館和請人接送，一切的安排突然被打亂，導致他們覺得自己像是「被懲罰」一樣。這些其實很能夠理解，但身為執法人員的我，也只能盡量安撫情緒，但我想，臺灣疫情到目前為止能夠守住，也是因為大家能夠配合政策、愛己愛人，願意犧牲一小部分的自由，讓疫情得到控制。

跟病毒作戰，可以說是一場長期的心理攻防戰。疫情一旦拖久了，人們容易防疫疲乏，當有新增案例，又會造成人心惶惶。社交距離（Social Distancing）規範著人與人需要間隔室內一．五公尺、室外一公尺的防疫距離，但有時候心和信任卻比這個具體距離更遠。

沒有人會希望成為那道防疫破口，變成那個第ＸＸ號個案，但自私和生存本能大概是更強大的力量（病毒也會努力變異存在世界某個角落啊），不時會看到誠實申報有症狀來發燒篩檢站的人，遭受到其他旅客指指點點或閒言閒語。而身為第一線戰士的我們，也曾遇到親友默默地避開一起吃飯的時間，或與朋友約好的聚會卻臨時喊停，甚至看牙醫或上美容室時，被拒絕進入等情況……。

哈囉？我們要攜手對抗的是「新冠肺炎病毒」，不是確診者、檢疫隔離者，更不該是辛苦的第一線人員！然而，無知造成恐懼，而恐懼則會帶來歧視。一旦歧視、排擠、獵巫現象存在，疫情就不會有結束的一天，同時還會形成另一種「社群傳染病」。

所謂的歲月靜好，是大家各司其職

二〇二一年會變得更好嗎？沒有人知道，但無論你身在何處、在哪個社會崗位上，都應該為抗疫盡好自己的本分。臺灣之所以能夠成為國際上的抗疫模範生，絕對不是單靠政府或是醫療人員就守得住，而是需要每個人都將此視作自己的事，且是重要的事。希望在新的一年裡，全世界可以漸漸擺脫 COVID-19 的威脅，生活慢慢回歸正常。

現在的我會說：「所謂的歲月靜好，不應該是有人替你負重前行，而是大家分攤責任、各司其職，一起為更美好的將來努力。」沒有人想當防疫英雄，也沒有人需要在抗疫裡犧牲自己，SARS 已經讓我們失去許多優秀的醫療前輩，從那次的事件中記取教訓，疫情教會我們的永遠都不是僥倖，唯有人人存有危機意識並配合防疫，才能守住臺灣、守住珍貴且令人稱羨的日常。

作者簡介

吳佳玲 Wu Chia-Ling

非典型護理人

學歷這件事

二〇一七年 臺灣大學護理學系畢業

資歷這件事

二〇一七~二〇一九年 臺大醫院腫瘤內科病房護理師
二〇一九~二〇二〇年 臺大癌醫中心醫院腫瘤內科病房護理師
二〇二〇年~迄今 疾病管制署北區管制中心檢疫官

值得**嘴**的事

九天八夜一千公里單車環島;
澳門旅遊塔兩百三十三米高空彈跳;
臺北一〇一垂直馬拉松;
臺北馬拉松;
華語導遊;
外語領隊;
很會剪旅遊影片;
坐擁一百張以上的明信片牆。

給**讀者**的話

疫情未歇,所以我們想個辦法,記下世界的改變還有努力,不要忘記美麗的土地還有人們。
資訊很多,所以我們想個辦法,多一句關心支持還有問候,別讓交流只剩下滑限動或點讚。

06

怎麼逃都逃不出護理的手掌心——藥廠PM

臺灣CRA **張瓊尹**

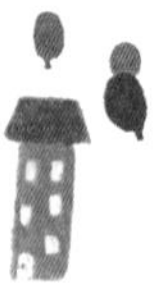

畢業後，投入生技產業，我選擇在實驗室裡進行年復一年、日復一日的實驗。

但我卻越來越不快樂，受夠了冷冰冰實驗器材和實驗數據，我太想跟「人」互動了！說來諷刺，當初逃離護理是因為要照顧人，現在投身到臨床試驗領域，也是因為人……。

開門見山地說，我目前是隸屬於藥廠的專案經理（project manager, PM），在新藥開發臨床試驗領域打滾約十二年。

數據冷冰冰，我想跟「人」互動！

話說從前（二十年前），我剛考取臺大護理系，當時整個臺灣瀰漫著一股生物技術是新興產業，全世界都在投資，前途看好，鑽石生技產業要起飛了的氛圍。腦波超弱的我就這樣被洗腦而決定轉系。大一成績不怎麼樣，但運氣不錯，順利地轉到農業化學系，現已改名為生物科技系，也順利畢業並繼續拿到碩士學位。

畢業後，生技產業並不像媒體或老師說的那般欣欣向榮，不少同學出國重念牙醫、轉考醫學系，甚至跑去當律師。反觀當時的我，懵懵懂懂，沒有熱忱繼續攻讀博士，也沒有勇氣轉換跑道，於是選擇在實驗室裡養細胞、殺老鼠、跑RNA、跑蛋白質，年復一年、日復一日的實驗，我卻越來越不快樂，我受夠了冷冰冰的實驗器材和實驗數據，我太想跟「人」互動了！說來諷刺，當初逃離護理是因為要照顧人，現在投身到臨床試驗領域，也是因為人，到底有多不認識自己（哈）。

多方打聽後，終於發現了一個神祕的灰色地帶，處於護理與生科之間，就是臨床試驗。臨床試驗包含太多層面，有法規、執行面、統計、醫學、藥品製程、品質確保（quality assurance, QA）等；但若就執行面而言，臨床試驗專員（clinical research associate,

CRA）是個很好的入門，未來可以通往PM、operational director發展，也可以跨足到法規或QA。它的門檻很簡單，只要是理科背景相關科系，理論上都可以應徵，於是我試著投履歷卻音訊全無。

即便CRA門檻低，但許多藥廠或生技公司還是偏好聘請有相關經驗的人，否則至少也是醫學院相關科系畢業，而我只念了一年的護理系，想當然爾不會受到青睞。正當我打算要放棄時，終於接獲台塑生醫錄取通知，讓我得以跨足至臨床試驗領域。

撐過菜鳥歲月，在案子下磨練自己

台塑生醫算是臺廠的CRO（Contract Research Organization）公司，在裡面我的職位是碩士級junior CRA（正常沒有經驗的CRA起薪大約四萬，年薪大約五十至六十萬），該公司給我的年薪大約七十萬，其實是相當不錯的待遇。但跟外商相比還是遜色許多，一般志願排名由高到低的依序是：外商藥廠、外商CRO、臺灣藥廠、臺廠CRO。因為這行壓力大、挑戰高，相對只要經驗累積夠多，報酬也會很可觀，常有獵人頭公司來慫恿你跳槽，所以大家幾乎每兩三年換一次工作，每換一間公司，薪水大概會成長百分之十至二十。

在這裡並不是鼓勵大家多跳槽，而是這個領域非常蓬勃發展，不只限於臺灣，許多國家也是。而臺廠CRO的缺點是：資源少、案子爛、大家都一樣沒什麼經驗，所以一個案子有機會從頭做到尾，包山包海。運氣不好的人，還會接到臺廠委託的上市後試驗（phase IV trials），這樣的廠商可能不太在意試驗品質，更在意的是跟醫師們建立關係。

如果你能挺過這段菜鳥歲月，仍可以在這些案子裡磨練自己的能力，一開始我從完全看不懂病歷，在 onsite 時候查字典、做筆記的時間比工作時間更多，到後來可以邊做 monitoring 邊完成百分之八十的報告，上手大約花了三年的時間，代價是我放假時，看了很多相關的書籍和資料。此時的我開始後悔為何要轉系，乖乖地念完護理系，我一定會輕鬆很多。

除此之外，原本木訥、不圓滑的我，在經過一次次的吃虧、被醫師罵、被廠商嫌，經過一年努力，我終於得到大部分工作夥伴的肯定。我甚至感謝這些醫師跟護理師們，願意指導我疾病與用藥的知識，原本不太搭理我的一些 CRC（Clinical Research Coordinator），到後來竟然跟我很要好。

然而臺廠 CRO 不容易承接有挑戰的專案，這會導致 CRA 成長的養分不足，若是無法跟大藥廠合作，著實難以拓展視野，剛好當時有一位 hunter 幫忙，協助我與外商 CRO 跟藥廠洽談，然而由於臨床 I 到 III 期經驗不多，陸續被兩家有名的 CRO 婉拒，終於在第三次面試時，成功談下一個中型外商 CRO CRA senior II 的位置，光是起薪就有九十萬。相較於第一家臺廠 CRO，這家外商 CRO 有更完善的制度與 SOP，還有許多臨床試驗（phase I-III trials）、部門分工細緻。

臨床試驗是挖不完的寶藏

相較於之前的臺廠CRO一條龍服務，這裡有專案經理負責規劃，與對外或各部門間溝通協調、有CRM（臨床試驗經理）加強指導年輕不懂事的CRA、有法規部門負責案件初審（TFDA與IRB）與變更、有QA／QC部門負責內部人員培訓。還記得，那時才剛到職就發現公司有三分之一的員工即將離職（被挖角），於是我趕鴨子上架，比之前更忙錄，負責的案件變得更多，好在有經驗豐富的前輩加以指導，我像是被打通任督二脈，又成長不少，工作既投入又開心，覺得自己實在太幸運了，這是史上最好的工作啊！

但我發現臺灣CRA是很辛苦的，需要面面俱到的溝通技巧，腰桿子時軟時硬，因為我們不僅需要做臨床監測，還常需要拜託CRC幫忙，例如：收案速度加快、幫忙簽名、送件等，而國外CRA只需專注做臨床監測就好，人家的薪資還更高，所以如果有機會，也鼓勵大家到國外找CRA的工作（關於國外CRA待遇更詳細內容，請參見本書郭欣儒〈研究護理師，究竟為何物？〉，頁一五八）。

CRA們最怕被查核或稽核，我常告訴年輕人，我們應該抱著感恩的心，你想想若是auditor或inspector功力深厚，不就免費幫你檢查哪裡出了問題，你再從中學習，何樂而不為？我就是因為這樣學到不少。

有些CRA很享受出差的樂趣，囊括國內外，一邊出差一邊旅遊，所以不少人很喜歡這樣的工作型態而一直做下去。另外，時不時還有機會到國外開PI meeting，我自己就去過韓國與澳洲，同事還去過歐洲，實在太令人羨慕了。

至於有CRA經驗之後的職涯規劃呢？有一些人會轉去當PM（像我目前這樣），或是QA或是MSL（medical science liaison）比較偏學術派的業務代表，負責跟醫師解釋新藥品的相關文獻佐證資料，也會辦研討會讓醫療人員參加。總之這是一條非常寬廣的路，只要認真去走，在臨床試驗這個領域永遠都有學不完的寶藏，等你挖掘。

繞了一圈，還是回到護理的懷抱

看到這裡，你或許會好奇PM（project manager）是在做什麼？PM顧名思義就是「專案經理」，在我們公司負責管理臨床試驗，它所涵蓋的層面非常廣泛，對外需要跟廠商溝通（例如：CRO、生產廠等），以確保藥品或試驗品質；對內則需要跟其他部門協調（像是法務部門、財務部門等）。除此之外，PM從一開始就參與試驗設計與規劃，包括找廠商報價、跟各單位（例如：醫師、顧問）諮詢，確保試驗在當地機構執行的可行性。

在試驗開始後，確保時程不延遲、控管經費，如果出現問題，PM負責處理與排除，例如二〇二〇年我們遇到COVID-19，很多醫院可能被迫關閉，受試者無法回診，或CRA無法做試驗監測，這時候該怎麼辦？或者，受試者因為參加你的案子而不慎感染COVID-19又該怎麼辦？這些潛在的問題都必須事先規劃，並想辦法降低風險。

當出現這些問題時，PM需要先通盤瞭解現況、擬定對策，再將可能解決方案與公司主管討論，簡而言之，就是一個問題解決者（trouble solver）。

我還挺享受目前的職位與生活，只是回想起來，如果在大學期間，知道護理系有這些出路，或許我就不需要轉系了。再加上，我跟這本書的總策劃就是因為護理系而認識，我們在大學時，總是談論轉系的事，甚至暑假還花許多時間到總圖準備轉系考試，然而，開學後只有我順利轉到了生科系，她並沒有如願轉到獸醫系，只好繼續留在護理系穿著可愛的護生服。

二十年過去了，我很開心看到她現在仍然堅守在護理的路上，為許多人發聲，回首看看自己，當初雖然成功轉系了，卻也繞了一圈，又回到護理的懷抱。人生就是充滿著許多抉擇，不需要太過苛責自己一時的成功或失敗，因為沒有人可以定義你人生中的成敗，也沒有白走的路，就算繞了路，抵達終點時，我們還有多出來的故事可以說，也是相當有收穫，不是嗎？

作者簡介

張瓊尹 Joey Chang

漂泊海外人

學歷這件事

二〇〇〇年 臺灣大學護理學系轉系
二〇〇四年 臺灣大學農化系學士畢業
二〇〇七年 臺灣大學微生物與生化所碩士畢業
二〇一三年 臺灣大學法律學分班第十八期

資歷這件事

二〇一〇～二〇一二年 台塑生醫臨床試驗專員
二〇一二～二〇一六年 Clinipace（CRO）資深臨床試驗專員、臨床試驗經理
二〇一八～二〇一九年 明生生技股份有限公司臨床試驗顧問
二〇二〇年～迄今 Xgene Pharm 資深臨床試驗經理

給讀者的話

永遠保持好奇心並認真學習，學到的經驗無論好壞，將是你成長的養分。

07

原來遺傳諮詢也是護理延伸的觸角

遺傳諮詢師 **史天音**

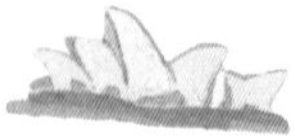

在護理師的根基上抽枝發芽，也在照護的基礎上努力幫助個案，陪著個案從震驚、迷惘到穩定，再看到他們露出被理解的笑容，在這一聲聲的謝謝中，我從而獲得力量。

「遺傳諮詢師」好像很神秘，不但平常走在路上遇不到，連這樣的名稱都很少看過，如果不是因為就讀臺灣大學醫學院分醫所的遺傳諮詢組，我至今對於遺傳諮詢還是霧裡看花。

用「突變」概括一切？遺傳才沒那麼簡單

「遺傳」好像是一種不論什麼疾病，都可以找到一個基因突變來解釋身上發生的事情，或是擔心將自己突變的基因遺傳給小孩，所以找遺傳諮詢人員詢問。但同時我也好奇，我們是不是把它想得太簡單了，要真的解答心中疑惑，恐怕還需要更多的學習，抱著這種好奇心，給予自己機會去接近它，所以一直把親近遺傳諮詢的念頭埋在心裡，等待哪天可以插秧結果。

大學畢業後，先到產房工作兩年多，由於輪班的生活讓體力大幅下降，又不想離開臨床工作，我決定把頭伸進「遺傳」一窺究竟，但也不是匆促下的決定，在這之前，除了上網搜尋之外，還跟臨床工作上的遺傳諮詢師打聽過相關資訊，才決定重頭來過。

遺傳諮詢師的訓練在國內首先需要具有生科、護理或醫學相關學歷背景的學士，再加上臨床工作經驗（同一機構至少連續一年以上），才能報考的研究所組別。就學期間我們的課程包括醫學遺傳學、生物統計、人類心理學、諮商理論、胚胎畸胎學以及代謝性疾病等學理的訓練，其中最讓我備受挑戰的是代謝性疾病，那些吃了Ａ代謝成Ｂ之後，碰到C變成D，但又受到E影響，最後變成F累積成G，導致H的這個過程，常讓我懷疑自己的腦容量太小，或是銀杏吃得太少，明明自詡邏輯清晰，但看到那些拗口的代謝產物就兩眼發直。最後，總算在不停重複地畫代謝路徑中稍窺一二，但也因此更加確定自己不是研究的料，反而還是在臨床比較悠遊自在。

各種專題討論更需要學習實驗室端的分子和細胞遺傳學實習，一開始覺得在實驗室實習似乎超厲害，可以東加加西加加，還可以用很厲害的機器，但我們這些小菜鳥哪有機會自己獨挑大樑做自己想做的實驗，幸好有學長姐手把手地教我們用移液器（pipette）抽取微量的DNA，加入小小的微量離心管（Eppendorf）中，再加上各種催化酶之後，放入聚合酶連鎖反應（Polymerase Chain Reaction, PCR）機器，每個劑量都需要測量精準，才有機會得到最後可供判讀的結果。

最後還必須在遺傳諮詢門診實習，磨練與個案在臨床上諮詢的過程（這個部分對於護理師轉職的人來說，算是蠻吃香的，因為我們本來就很習慣與人互動），在工作的同時必須累積各類別主治醫師核可的「遺傳諮詢單」，可不要小看這些諮詢單，不但是實習需繳交的作業，也是醫院正式病歷資訊，更是畢業後考取證照所需提交的報考資格，因此我們在超過三百小時的臨床實習中，要盡可能地蒐集超過五十個以上的個案。

在取得該碩士學位後，還必須通過「臺灣遺傳諮詢學會」或是「中華民國人類遺傳學會」的遺傳諮詢師認證考試，才能正式成為遺傳諮詢師。當然，和護理師相同，在醫療的領域上終身學習非常重要，更何況是每天都有未知基因被解碼的現在，所以我們也會規定，每年需要累積一定的課程和研討會時數，作為換照的認證所用。

遺傳諮詢師，只動口不動手

與護理人員最大的不同之處在於，我們「只動口，不動手」。遺傳諮詢人員不會執行侵入性的醫療處置，也不需要輪值夜班，畢竟我們多半跟著門診時間提供諮詢。動口的部分與門診護理師或是個管師相近，當然傳達給病人的資訊與內容都是著重於基因、遺傳、親子、選擇等相關的衛教資訊或檢驗內容與結果。

但與個管師相比，遺傳諮詢人員的獨立性又稍高，因為遺傳諮詢人員必須秉持著中立的立場，提供病患所有選項，對於個案而言也沒有所謂「錯誤的選擇」，只有討論後比較適合自己的選擇。在這樣的情況下，遺傳諮詢師是不是聽起來是個職稱、專業，又很符合護理人員的另一個職場選項呢？

老實說，我本來只是想要脫離輪班的噩夢，又想挑戰新的領域，才離開醫院投入遺傳諮詢，沒想到所有的學科聽起來似乎都與護理無關，但本質上卻藏著許多護理的核心價值，護理這項專業的意義是「照護」和「理解」，無論是在生理、心理和靈性缺一不可。

想要做好遺傳諮詢的工作，步驟其實和護理一樣，首先是自己對於該疾病的背景知識，帶著這樣的前提，我們才能去接觸病人，才有可能提供他們想要瞭解的資訊，我們展現出對疾病的瞭解，如此才能讓個案感受到被在乎的心情，透過對談的過程建立信任與安全感，他們才會向你傾吐真實的感受與擔憂，這些都只停留在資訊收集的過程。

接下來透過我們的專業訓練，分析個案的狀況，提供合適的選項，經過充分討論後，讓病人有足夠的知識與訊息，做出自己的決定。舉個例子來說，一位三十歲孕期十二週的產婦，今天檢查出來的唐氏症風險值是六十分之一。當她聽見六十分之一的數值時，頓時感到不知所措，對於一般民眾而言，只要機率大於零，都像是世界末日一樣。

這時，遺傳諮詢人員的角色不只是傾聽和安撫，還要以深入淺出的方式說明唐氏症發生原因是單純的機率，並非任何人的問題，再提供方案（絨毛採樣，或是等待十六週進行羊膜穿刺檢查），並且同理支持個案的選擇，包括得知檢驗結果後，所有可能因應的方式。

一直以來，不管是在遺傳諮詢單位或是護理單位，都是在這艘照護生理和心理的大船上，穩定地學習。不只護理著個案，同時也須護理自己，透過傾聽、溝通、學習、練習著，知能則量力而為，曉不能即不勉而為之。

例子。

遺傳諮詢師，醫師和個案中間的橋樑

有時候，我們也會遇到牽扯層面更加廣泛的個案，像是接下來的阿君（化名）這個例子。

那天她剛結束乳房外科的會診，臉上雖然寫滿了焦急和惶恐，但也感受到她似乎鬆了一口氣。她在我面前坐了下來，告訴我之前家人檢測出乳癌，因此她很擔心自己身上會不會也有乳癌的基因，和她自我介紹後，隨即說明了整個諮詢流程，再慢慢畫出屬於她的家族圖譜，隨著圖譜越趨完整，我越可以理解剛剛的焦急與惶恐從何而來。

她的外婆、姊姊和妹妹皆已確診罹患乳癌，且姊妹倆發病的年紀都在四十歲上下，甚至都是在今年被診斷，妹妹還接受了基因檢測，也已經找到突變點位。目前家族中，七十多歲的母親沒有接受乳房檢查或基因篩檢，所以並不清楚是否有被乳癌的陰影籠罩，但阿君並不想坐以待斃，靜靜等待乳癌宿命的到來，所以她選擇先進行乳房篩檢，希望可以透過基因檢查，排除她比旁人更高的患病機率。

今日的乳房檢測沒有特殊異常，所以面色才有一絲放鬆，但她卻沒有因此放下心中的乳癌宿命論。

我首先從正面肯定她尋求諮詢與乳房篩檢的積極態度，進而說明以她家族的情況而言，因為妹妹已經是基因確診的個案，而通常具有家族史的個案因為遺傳的關係，若有

基因突變也會是相同的位置，有點像是把同一個家族信物傳承下去的概念，只是這個信物實在讓人又敬又畏。因此，如果阿君想要接受基因檢測，可以針對妹妹的檢驗結果進行比對即可，最後再根據和她一起梳理的資訊，讓她在面對選擇時，能有所參考。

等我的話語落下，阿君定定地看著我說：「我還有個孩子。」她希望可以先有所準備，不管是未來要密集檢查，還是要進行預防性手術，只希望自己能夠掌握手中的選項。

我們討論的內容包含許多層面，從她自身開始，由內而外的擴展，包括她等待檢測結果期間可能遇到的心理壓力，還有不論檢測結果如何，她可能會面臨的反應，甚至是否在接受檢測前，先確認未來保險相關事宜，都在我們的討論範圍內。接著，先生對於此事的想法也需要確認，不論是支持與否，畢竟都是生活伴侶，這種重大的決定也需要共同研商。另外，未來該於什麼時間點和子女商量，也是必須面對的議題，子女成年後擁有選擇檢驗與否的權利，更不能被忽視。最後，則是告知家族成員所代表的意義。

會談後，她表示需要回家想想，和家人討論後再共同決定是否接受後續的基因檢測，至此，她臉上的擔心幾近消失，彷若是有了力量面對未知的可能。

諸如上述的細節，在有「想要接受基因檢測」的想法之前，往往容易被忽視，但背後龐大的衝擊卻無法在得到檢測結果（無論結果如何）後重置，如同覆水難收，所以遺傳諮詢人員的角色才會應運而生，把遺傳學的學理轉化為臨床上個案的不同選擇。

就像是護理臨床分成內、外、婦、兒四大科和無數專科一樣，遺傳諮詢的領域也可分成多種，例如：單基因、多因子、染色體、癌症、藥學、產前，和其他的遺傳諮詢，因此除了在醫學中心設有遺傳諮詢人員外，婦產科診所、生殖中心、癌症中心、生技公司、罕病基因會等，都可以看到遺傳諮詢人員的身影。

遺傳諮詢人員是醫師和個案中間的橋樑，不只是解釋拗口的專業術語，或是計算患病機率，還有建立醫病同心的關係，這點和護理師實在有異曲同工之妙。

我在護理師的根基上抽枝發芽，也在照護的基礎上努力幫助個案。我很喜歡幫助別人，也從這個工作的角度找到自己的著力點，陪著個案從震驚、迷惘到穩定面對，正是我動力的來源。

雖然偶爾還是會遇到無法對上頻率的個案，也會有無法安撫個案情緒時的挫敗，並且為此迷惘，但人無完人，盡力就能無愧。我喜歡看到個案被理解後的笑容，也能在一聲聲「謝謝」中得到力量，如果你透過我的視角窺見遺傳諮詢師的大略面貌後，仍然覺得有興趣，能夠讓更多的護理人加入遺傳諮詢的行列，那麼相信在未來一定可以讓這個領域有更多蓬勃發展的溫度。

作者簡介

史天音 Carolyn Shih

#所有的事情都必須安排得很有效率
#貓奴 #計劃狂 #不吃不可

遺傳諮詢師／婦產科護理師

學歷這件事

二〇一一年 臺灣大學護理學系學士畢業
二〇一八年 臺灣大學分子醫學研究所遺傳諮詢組碩士畢業

資歷這件事

二〇一一～二〇一三年 國立臺灣大學醫學院附設醫院產房護理師
二〇一四年 國立臺灣大學護理學系幹事（職務代理人）
二〇一四～二〇一五年 財團法人道真護理教育研究基金會專任秘書
二〇一五～二〇一七年 禾馨婦產科遺傳諮詢師
二〇一七年～迄今 禾馨內湖婦幼診所遺傳諮詢師

值得嘴的事

拿了一些證照，像是護理師證書、遺傳諮詢師「中華民國人類遺傳學會遺傳諮詢師認證」和「社團法人臺灣遺傳諮詢學會遺傳諮詢師認證」雙認證證書，還有ACLS和NRP，考過破百托福和普普通通的GRE；曾獨自攜帶母親進行無網路的自助旅歐五國二十一天；冰島冬天自駕旅遊十四天；本來計劃二〇二〇年，參加了尼泊爾義診團，卻因為疫情而無限期延後；參加兩百一十公里夸父追日跨夜接力賽東南西北四場完場，環島成功；

擔任二〇〇九年夏季聽障奧林匹克運動會的護理志工；擔任人本教育基金會森林育寒暑假兒童營隊的隨隊護理志工；大學時期擔任醫學院女籃院隊隊長；參加協辦國立臺灣大學護理學系共同辦理第十八屆東亞護理學者論壇（EAFONS）；擔任財團法人臺北市愛慈教育基金會的寶寶志工；參加了【護理人，發聲挺平權！】的部分籌備。

給讀者的話

因為溫柔尊重，所以茁壯。

08

臨床實習指導教師——護理之路初心領航者

護理講師 **陳思柔**

病人在自己的小白板上寫道：「老師，我覺得這次住院給真真照顧，是一件很幸福的事。」真真馬上害羞地說：「我一開始手抖太嚴重，還把牛奶灑到您身上，想起來還是覺得很抱歉！」

「沒有學生，哪來的老師？」病人這句話提醒了我成為老師的初心。畢竟，我們也是這樣走過來的啊！

相信每位護理系的學生一定都會經歷實習，從內外科、產兒科、精神科，還有可以出外景的社區實習。在實習過程中，大多人不免或多或少都有發出過懷疑自己的聲音：「我真的適合走護理這條路嗎？」、「像我這樣笨手笨腳的，如果沒有老師或學姐，我該怎麼辦？」

遭全盤否定，只因為「我袂曉講閩南語」

實際上，實習是進入臨床的預防針，你會看盡護病間真實的互動，也會看到學姐欺負學妹的霸凌文化，根據澳洲學者哈金森（Hutchinson）等人的定義，職場霸凌與很多的行為相關，包括直接的行為騷擾、破壞、集體攻擊，還有隱晦難以提出證明的忽略、言語羞辱，使受害者每天工作時，備感心理壓力。

而在柯雪茹（二〇一三）的碩士論文中所做的調查發現，護理職場霸凌盛行率高達百分之八十七．七，比起邊立中等人（二〇一四）所做的女性職場霸凌調查盛行率百分之九．三五還要高出許多，這樣的差異要不是護理人員玻璃心，那就是護理界的霸凌文化真實存在。

其實霸凌在護理界已是多年的陋習，學姐學妹的制度助長整個霸凌文化，在實習中就知道進入職場難免被欺負，所以上網打探工作氣氛好的單位，已經是在面試醫院前必做的功課，因為好學姐可以帶你上天堂；壞學姐可以把你搞到懷疑自己、懷疑人生。

而我自己的第一次實習經驗就很受挫，這樣的挫折感居然是來自言語的隔閡。我被分配到照顧一位只會講閩南語的病人，而我剛好是老一輩人口中的「外省孩子」，雖然省籍情結在我們這種世代已經非常少見，但不可諱言的，在臨床上，你仍然必須照顧那些走過白色恐怖歷史的群族。

那些看不見的隔閡，最直接表現在口語溝通上，因為我的閩南語確實講不輪轉（閩南語），而他卻在第一次接觸時，就發現我不會講閩南語，甚至聽不懂他艱澀的俚語，理所當然他也不想聽我字正腔圓的國語了。

當我向實習老師反應遭遇到的困難時，她居然告訴我這就是未來進入臨床不可避免的挑戰，所以鼓勵我想辦法克服，我試著請同學教我一些常用的閩南語，並用羅馬拼音記錄下來，例如：「哩賈霸沒」（L ji bà méi）或是「哩無棒賽某」（L wú bàng sài m u），但我與個案間的互動仍然不見起色，在實習的最後階段，我得到老師極為負面的評價，她很直白地告訴我：「我覺得妳的個性沒有很適合護理。」

因為言語隔閡顯得我非常被動，看似對照顧病人沒有熱情與關懷，即使對於病人的病況、生理情形、疾病治療，甚至藥物機轉都已經偵查透徹，但原來這些對於在遇上言語溝通障礙的病人時，看起來卻毫無用武之地。我對自己也相當失望，甚至萌生退意，要不是當時父母的鼓勵，再加上自己有些不甘心，想證明自己可以做到，我早就轉系離開這個環境。

馴伏「小怪獸」，個個成為專業護理師

這一次慘痛的實習經驗，讓我可能對於實習有些創傷後症侯群（Post-traumatic stress disorder, PTSD），很怕再照顧到需要講閩南語的病人。不知道是不是這次的老師沒有刻意安排我照顧這樣的個案，加上她使用的教學方式非常活用，將我們學過的知識學理結合到臨床，讓我們從看見病人出發，一層一層進入到醫療的角色與護理的功能。像是偵探辦案一樣，必須層層抽絲剝繭，還要加上會談技巧，引導病人說出那些看似與症狀無關的主訴，協助他們一起解決問題，在整個過程中，我發現護病關係就是建立在這樣的信任基礎之上。

經過研究所的歷練後，原來看似簡單的臨床推理過程，其實在國外早就有運用Clinical reasoning 引導醫學生去進行診斷，並處理臨床問題，也是這位老師讓我重新燃起想要在這領域繼續走下去的決心。

護理這條路，或者是說任何領域，無論適不適合都應該由自己決定，而不是別人可以無心隨意地說一句「你不適合」，就可以下定論的事。在這次的實習老師教導下，我體認到好老師給予的啟發，深知臨床實習其實對於近乎白紙的護理學生（護生）來說，會產生多重大的影響，所以當我研究所畢業後，決定回到母校，從講師做起。

在這幾年當中，我都戲稱護生為小怪獸，為什麼是小怪獸？因為他們需要被馴伏、社會化，並學習與他人合作溝通，需要時時刻刻掌握他們的動態，否則你不曉得下一秒他們會做出什麼脫序行為。

時至今日，用手指頭都數不清帶了幾梯的學生，我承認帶學生實習不容易，每一梯有七位學生，要在有限的十五天內，達到學校要求的實習目標。從早上七點十五分開始，我們就要安排各種活動，像是交班、備藥，還要確認學生熟知他們所發的藥物作用、機轉與副作用等等，再陪他們推著治療車去接觸病人。

我就在七位學生間來回穿梭，每次踏入病房都要用自然到不行的親切態度，不能讓個案覺得我是來檢查我的學生有沒有把事情做好，而是在關心學生有沒有遇到困難，來建立護生照顧的信心，也讓病人安心。每天下午兩點我們會像大交班的模式，大家分別介紹自己的個案和統整今天的治療或心得，然後三點半順利交班給小夜班學姐，結束我忙碌的一天。

看起來簡單幾行字就能說明我的工作內容，但在這一天的過程中，如果沒有發生任何的意外事件，例如：學生發錯藥、針扎、打破藥品等等，我就心存感激了。但看這些小怪獸們在我的馴伏之下，漸漸地成為一位專業的護理師，是相當有成就感的事情。

沒有學生，哪來的老師？

真真（化名）負責照顧一位有鼻胃管和氣切留置的甲狀腺癌病人，每天從鼻胃管照護、氣切換藥、鼻胃管灌食就要耗掉真真快一個小時的時間，如果灌食過程不小心因為手抖或是沒接好，灑得病人滿身奶臭味，就要再多花半小時清潔身體與整理環境，還要一邊不停地道歉：「不好意思，我下次會更小心！」

三週過後，真真並沒有因為那次的牛奶溢灑事件而表現退縮，反而看到她與病人和家屬間建立了良好的信任感，她耐心地跟病人、家屬說明藥物的作用、副作用與注意事項，以及一些檢查的目的，協助基本身體清潔，然後到出院準備，教導家屬回家要如何照顧鼻胃管、氣切管，以及要留意管路的更換時間，也因為她從錯誤中學習，更能提醒家屬如何不重蹈她的覆轍。當我在學生旁邊顯得「多餘」的時候，也代表他們已經不再需要我的跟蹤與探訪。

在最後一週實習時，病人甚至在自己的小白板上寫道：「老師，我覺得這次住院給小天使（真真）照顧，是一件很幸福的事。」

真真馬上害羞地說：「謝謝您給我機會學習，願意讓我照顧！我一開始手抖太嚴重，還把牛奶灑到您身上，想起來還是覺得很抱歉！」

病人微笑著搖了搖頭，又在白板上寫著：「沒有學生，哪來的老師？」這句話又提點了我成為老師的初心。畢竟，我們也是這樣走過來的。

直到自己成為老師，開始帶學生實習後，深刻瞭解當時老師們的用心良苦。那種恨鐵不成鋼的心情，到自己成為了老師才能真正體會。因此我撰寫實習創意教學教案，運用下午與學生們的小組會議，設計遊戲和教材，並且引導他們分享今日所學及反思，適當給予他們鼓勵，期許自己能夠引領學生體悟到護理之美。

我常告訴學生，每天學到一件事，就算只有十五天，也學到了十五件事。即使有一天他們不從事這個領域，我希望他們也可以從實習中，學到一些對於未來有幫助的態度和精神。我們老師能夠替他們做的，就是在對的時機給予適當的提點，畢竟很多事情，都是由那「一點點」所累積而成。而更多時候，我們也正需要那一點點，改變我們的人生。

作者簡介

陳思柔

Miffy 狂魔 # 蝴蝶結控
可以瘦但不能是弱雞 # 專業吃貨

講師／專科護理師

學歷這件事

國立臺灣大學護理學系研究所專科護理師組碩士
東吳大學日本語文學系進修中

資歷這件事

大學畢業後在臨床是一隻貓頭鷹，後來成為充滿內科魂的專科護理師，我也是一顆行動鳳梨，時常只是想到來查房，下一秒就開始推急救車，冬天更是本單位的旺季，值班時手上的病人近百位是日常。一個晚上急救兩三次是常態，下班吃兩份早餐是常規；
研究所畢業後是個標準晨型人，現在是馴獸師，於小怪獸的產地工作；時間的齒輪繼續轉動，陪伴小怪獸成為半獸人，再蛻變成護理師的日子。

值得**嘴**的事

動靜皆能：是個熱愛運動的女漢子，可以把先生扛起來深蹲，也可以為了日劇和電影，整個假日當沙發馬鈴薯；
自助達人：超級計劃控，熱愛自助旅行。曾將國外出差數天狂迷路的朋友，在臺灣用線上遠端遙控的方式，讓朋友安全歸國；
桃李滿天：出門時超常遇到學生，故偶像包袱很重，須隨時注意形象。

給**讀者**的話

「在你想要放棄的那一刻，想想為何當初堅持走到這裡。」——《American Beauty》
諦めたくなった時は、どうしてここまで頑張れの考えてみて。

09

民眾的好厝邊——公共衛生護理師

社區護理師 莎拉將

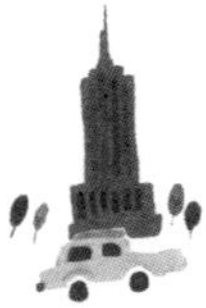

說到公衛護理，「家訪」是家常便飯，從都市公寓訪到鄉間和山區坡道，所幸臺灣是個友善且充滿人情味的社會，也多虧學姐所建立的社區好關係，民眾都是熱情款待。

一提到衛生所裡的護理師，你在第一時間想到的會是什麼？

護理系畢業一定都不會忘記自己在社區實習的日子，那時候的我們要家訪、辦活動，常常出外勤，每天都長得不一樣。我想是這樣的日子太美好了，讓我在往後的工作裡，總是想起那段好時光。

公衛做得好，醫院姐妹不過勞！

我換過許多工作，從醫院內到醫院外都有，但心中卻始終無法忘卻「預防重於治療」的信念和三段五級的公衛價值（初段預防：促進健康、特殊保護；次段預防：早期診斷、早期治療；三段預防：限制殘障、復健）。

套一句李叔同《晚晴集》裡的名言：「念念不忘，必有迴響。」後來的我，便報考並就讀公衛所，學習流行病學、傳染病調查、健康促進和健康城市。滿身的功夫，終於在應考衛生所公職護理師時，以第二名之姿錄取，滿心期待能替人親土親的家鄉民眾付出、盡自己所長！但是，從此就過著幸福快樂的日子了嗎？如果跟童話故事的結尾一樣美好，我們就不需要這麼辛苦地在這裡，說著一篇又一篇的故事了。

在市區人口多的衛生所任職服務，各種交辦業務和遇到的情境包羅萬象，除了民眾普遍認知的預防注射工作之外，還有醫療門診、癌症篩檢、輕生個案關懷、戒菸和婦幼衛生保健等，還沒來得及回過神來消化這些形形色色的工作內容，每天回到家就已經累癱。

資深學姐總是不停提點著我：「這是必經的蹲馬步，不先練足肌力，如何展開長跑？」總算在第二年可以漸漸掌握公衛護理師的角色功能，時時自許能為自己土生土長的家鄉貢獻心力。

「只要公共衛生做得好，醫院的姐妹就不會過勞。」秉持著這一句信念，再辛苦也甘之如飴。但光是一個「最基本」的預防注射業務，就包含著繁瑣的檢核步驟（業務工作），必須先評估（翻閱兒童手冊和計算接種間隔）、電腦系統登記（再次評估及登記在預防注射管理系統）、醫師診間評估（聽診、病史和接種禁忌症詢問），最後才正式接種（再計算一次接種間隔和疫苗類別），互相提醒、互相把關，確保民眾享有最安全無虞的照顧。當然少不了注射時的三讀五對，以及衛教打針後的注意事項。

除此之外，行政業務也相當扎實，光是計算施打消耗的疫苗數、收到的評估單，以及登記系統是否吻合，就夠勞心勞力了。預防注射主辦人還要列印報表、時常盤點、監控好疫苗冰箱內的數十萬到數百萬的公務財產，還要輔導社區醫院診所疫苗冰箱管理和查核，以及撥補公費疫苗，並且每月收回醫療院所疫苗報表和上傳，各項工作相當縝密細緻，但也是這樣的精實訓練，造就了一群能邊談笑風生，並展現專業的公衛護理師。

從幼幼級到最高級，以正能量散播健康

說到公衛護理，「家訪」是家常便飯。也因為人力有限，大家幾乎都是單槍匹馬，從都市公寓訪到鄉間和山區坡道，所幸臺灣是個友善且充滿人情味的社會，再者承接過去學姐所建立的社區好關係，大部分的民眾都是熱情且以誠款待。當然也有拒人於千里之外，或是僅接受電訪，又語氣冷淡的少數個案，遇到掛電話也不在少數，但身處社區須自帶無限正能量，才能散播熱情、散播健康，還有散播愛，必要的關懷和衛教指導還是不能少。

零零總總的訪案對象包含獨居老人、未成年媽媽、傳染病通報個案、特定精神診斷收案個案、自殺行為通報關懷對象，還有健檢或篩檢報告失聯個案、老人假牙補助滿意度關懷等等，回想當年大學實習訪視時，幼幼級的三高慢性病個案衛教指導，自然已大不相同了。

另一方面，以女性為主的公衛護理師，必須進到不同家庭裡訪視居家狀況，家訪時其實暗藏潛在未知的風險。因為個案的家庭成員組成無法掌握，也是聽學姐提過曾有被騷擾、被攻擊的案例，雖然衛生局每年會提供防身訓練課程，然而當事件真實發生時，還是很難產生足夠的反制效果，所以經驗不斷地傳承下來，訓練出觀察力要好、反應要快，或是找其他單位共同訪視，如警察大哥或是社工姐妹們，減少不預期的事件發生，

以免家人擔憂。

短短幾年公衛生涯，接連遇到列入史冊大事件

回想自己短短幾年的公衛生涯，卻有幾段讓我印象深刻的案例。

記得當時和衛生局精神業務大哥一起去瞭解一樁由里長陳情的個案，鄰居通報經常聽到該戶傳出敲打鐵門的聲響，疑似智能障礙者被父母關在空曠的客廳並鎖上鏈條，訪視時個案父親還喃喃自語地說：「已經替他安排好龍發堂（當時還未被管理）了……。」當時看到那樣的畫面相當衝擊我的內心，心裡面吶喊著怎麼這個時代還有這樣的家庭！

在社區，許多家庭的面向真的不是我們生活中所接觸到的那麼單純美好，更不是醫院象牙塔裡容易看到的社會底層，很多辛苦的社會角落，都需要政府、社工，以及公衛護理人員及時發現，並伸出援手。

另一件事蹟則是當我接手退休防疫學姐的工作，卻遇到臺中史上第一遭登革熱疫情防治大搜捕和噴藥的工作，好在當初於研究所念書時，臺南就是登革熱戰區，比起其他同事，我更有信心面對這項社區工作挑戰，更體認「知識是保護自己最強大的力量」。

二〇二〇年開始的新冠肺炎疫情，深深地衝擊著人類互動和生活的舊有模式，但身為社區健康及防疫第一線的衛生所，面對不斷新增確診的個案、居家隔離個案接觸的龐

大壓力，以及防疫口罩販售，拉起防護網的工作，還有社區潛在風險不知何時爆開的壓力，衡量著是否有能力能夠因應，感受到同仁無不繃緊神經，不斷將正確的自我防護資訊，即時地傳遞出去。所幸入境第一線防堵有成，還有全民口罩防疫觀念提升，讓臺灣還能在安全秩序的環境下繼續生活。

然而到了今年三月將會出現新的挑戰——兩千萬劑 COVID-19 疫苗的社區接種施打工作。比起每年六百萬劑的流感疫苗，保存和運送也都是全新的任務，瞬息萬變的社區健康照護生態，正是公共衛生護理最具有挑戰性的一面。

公衛護理人，為大眾健康無所不在

託科技發展之福，現代的社區護理可以跨越時間、空間的限制和障礙，而其中又以 Facebook 為跨地區教育最重要且具影響力的平台，出現一個以衛生所視角、民眾健康為初心的粉絲頁「公衛筆記」，專做衛生教育來傳遞給民眾及城鄉衛生所，提供經驗交流、拋磚引玉。其中一篇〈衛生所做什麼〉由我整理宣傳，撰寫著衛生所常見的業務項目，也打破許多人以為衛生所只有打預防針的角色，引起不少的社會關注。

粉絲頁的存在就是為了滿足大眾想認識衛生所、想利用衛生所業務的人可以有個公眾平台，形塑衛生所的可親性與可近性，希望讓很多預防保健的健康服務，不需透過衛生所被動通知，民眾就能主動利用，減少現有同仁工作目標的壓力。同時，讓「血汗衛生所」的現況引起監察院的注意，進而提出相關的調查，糾正衛福部以進行下一步的改善方案。無論在都會區還是偏遠山區離島，總是有著一群默默付出但很無助的姐妹，許多友善的環境亟待面對和解決。

二〇一九年我們也成立了「臺灣衛生所專業人員協會」，凝聚臺灣各地優秀的衛生所精英，一起認清處境、集思廣益、經驗交流，期望尋求中央與地方溝通的平台，讓有限的衛生所人力，通力合作達成造福民眾健康的目標和價值。公衛護理這條路，或是說，護理這條路，就是不斷潛能開發的試煉，我們永遠不會知道接下來的挑戰會是什麼，但是若有共同信念以及優秀的隊友們一路互相扶持，就能踏實地走下去。

還是想提醒各位讀者，無論工作如何繁重，家庭和職場一定要讓自己取得平衡，「先照顧好自己」才能有更多健康的家、健康的社區，和更少的病人。

這永遠都是我們要努力的方向與目標，不僅僅是在醫院裡，在社區也持續提供護理專業，健康人同樣需要維持健康與疾病預防，總有護理能使得上力的地方，無論身在何處，我們隨時都在你的身邊，護理就是如此無所不在，低調又專業地支持著有需要的人，讓人們減少或不再受到健康的威脅和危害，我們一直都是以這樣的目標努力著。公衛護理魂，我也僅僅是百千個之一的代表，向無數在社區扎根經營的護理姐妹們致上無限敬意。

作者簡介

莎拉將

#社區健康 #社會百態觀察家
#放感情在社區 #衛專會

無可救藥的公衛護理魂
臺灣衛生所專業人員協會秘書長

學歷這件事

二〇〇三年　高雄醫學大學護理學系畢業
二〇一三年　成功大學公共衛生研究所肄業

資歷這件事

二〇〇三～二〇〇四年　臺中榮民總醫院婦兒外科病房護理師
二〇〇四～二〇〇五年　奇美醫院婦產科病房護理師
二〇〇五～二〇一二年　在社區和基層醫療與長照體系打滾練功
二〇一二年～迄今　臺中市政府衛生局轄下衛生所護理師
二〇一八～二〇二一年　臺灣護理學會社區衛生護理委員會委員
二〇一九年～迄今　臺灣衛生所專業人員協會秘書長

值得**嘴**的事

二〇一六年以前，我還只是個 Nobody，熱愛社區、民眾和健康，也很投入在職場當中；
二〇一六年「公衛筆記」粉絲頁誕生，〈衛生所做什麼〉意圖打破一般人的盲點，也吸引優秀衛生所夥伴、對健康重視的民眾和學者、醫療及衛生圈基層的目光，更受到長官的矚目，讓衛生所的辛苦被看見，如今粉絲也已經破萬了；
二〇一九年與衛生所夥伴共同籌組成立「臺灣衛生所專業人員協會」，不小心開啟祕書長打雜一職，未來的路雖然不容易，但肯定很值得。

給**讀者**的話

公衛護理魂就是用心中的小太陽，發光發熱，豐富所及的生命園地！我始終相信：衛生所是社區民眾健康的燈塔堡壘，不倒才能永續守護健康，還有「Health for All」的價值信念。

10
我的斜槓護理人生

托老中心主任 **許雅婷**

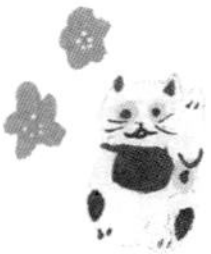

有些長者腦袋裡的硬碟，根本無法存取才剛溝通過的言語，於是重複又重複問著相同的問題，孩子多年下來已經從不厭其煩變成不堪其擾，幾近崩潰邊緣地把媽媽送來我們這邊，卻又滿懷愧疚地問著自己：

「這樣的行為是不是很不孝？」

然而，在我看來，這樣才是符合現代人孝順的做法。

腫瘤護理／咖啡師／癌症病人／長照……，我發現我的斜槓人生幾乎都是上天安排的，所有一切緣分，都是從大學畢業後投入腫瘤科開始。

在腫瘤科看盡人生百態，遇到最多的無非是死別，那種預期與非預期的死亡都令人難以承受，因為本質都是失去，只有過程長短的差異。

卸下護理師身分，成為微笑咖啡師

我很感謝當時的趙國賢護理長告訴我：「妳在學校學到什麼，我們在臨床就應該要這麼做！」這種堅持做對的事，不會因為臨床或時間壓力而妥協，去犧牲病人的照護，就在我小小的護理心智中播下了一顆種子。

腫瘤護理讓我在小小年紀時（大學畢業就要處理死亡議題，真的是小小年紀啦！），就學習到傅偉勳老師提及的「死亡尊嚴與生命尊嚴」，強調日常生活品質中就必須包含死亡的尊嚴在內。罹患癌症的病人或是高齡化長者們，是如何良善地被安頓或被照顧，才能使其不至於感受孤離無依，且在精神上仍能安身立命（生命的尊嚴），當死亡來臨時，他們才不會感到恐懼不安，進而能泰然自若地面對死亡（死亡的尊嚴）。

這樣的理想說起來非常理所當然，但事實上要落實卻很不容易，因為除了家家有本難念的經之外，在臨床照護上，護理師常常因為臨床工作導致身心俱疲，更遑論要提供高品質的護理照護。

當護理師有一個很大的好處，就是存錢可以非常快（如果你不是 shopping queen 的話）。大學畢業後的起薪幾乎都在四萬以上（大臺北地區的醫學中心），加上夜班費、績效等等，有時候當月領到五到六萬都有可能，甚至有些學姐升上公職，在她三十歲的時候，就已經是年薪百萬的身價。而我其實有個小小的夢想，想把我的興趣結合工作，我將自己四年工作存下的錢再加上青年貸款，開了一間「微笑咖啡店」，就這樣卸下了腫瘤護理師的頭銜，搖身一變成為咖啡店老闆。

我想你可以猜到這家咖啡店已經收起來了，不然我那麼多條斜槓是哪裡來的（尷尬笑）。歷經一年的努力，卻還是讓我變成了苦笑老闆，我設立停損點，最後還是決定再繼續前往下一個出口。

收掉咖啡店的我，還背負著貸款，幸好護理這一行就是只要你肯幹，一定會有工作可以做，就這樣我邊當著夜班護理師，同時白天進修護理研究所來提升自己的實力。選擇了攻讀護理研究所社區組，因為在腫瘤多年的經驗，深知自己對於靈性照護仍需要多加瞭解，畢竟醫藥有所極限，但護理沒有，在醫藥到達天花板時，提供身心靈上的照護就顯得相當重要，目標是維持病人的人性尊嚴、恢復或保留剩餘功能，甚至促成善終。

從天而降第三個頭銜——癌症患者

社區護理學強調的是健康促進與疾病預防，和醫院內提供急性照護的目標與管理方式很不一樣。社區中首重賦權強化（Empowerment），唯經由賦權才能讓個案進行自我決定與強化自我控制的能力，而如何讓回到社區中的病人能與健康人一樣擁有好的生活品質，是我所關注的事。

我帶領社團學生在醫院為癌症兒童舉辦園遊會、為癌症病人開辦拼豆及蝶古巴特（源自於法文 decoupage，意思是剪裁美麗的圖案，拼貼並裝飾在物品或傢俱上，可視為一種裝飾藝術）等手作課程，或是母親節快閃點歌、陪孩子們唱歌給罹癌的母親聆聽，甚至引領學生們扮演聖誕老公公在每間病房敲門大唱聖誕歌曲，分享活力與快樂，讓這些生命鬥士在治療之餘，仍可以用力感受生命中還有許多可愛之處。

就在我忙碌得渾然忘我時，老天爺卻又給我另一個頭銜，這次讓我從夜班護理長瞬間變成乳癌病人。在照顧過那麼多的癌症病人之後，有時候我會設想若一定要得癌症，我會選哪一種癌症呢？當然現實中我們並沒有選擇權，癌症自己會找上門。

早在一九六九年學者伊麗莎白・庫伯勒・羅斯（Elisabeth Kubler-Ross）就提出病人面臨死亡時的哀傷五階段：拒絕（denial）、憤怒（anger）、討價還價（bargaining）、沮喪（depression）和接受（acceptance）。一九七二年另一位學者 Kavanaugh 也闡述類似的概念，來描述悲傷過程中的七大階段：震驚（shock）、失序（disorganization）、情緒起伏（volatile emotions）、罪惡感（guilt）、失落（loss）、孤獨（loneliness）和釋懷（relief），最後才會重建（re-establishment）。

寫出這些並不是在展示我書念得多，而是奉勸大家告訴癌症病人「不要難過」是不切實際的話。因為在生命交關的時刻，沒有一個人可以坦然面對，難過和生氣等情緒反應都是非常自然的過程，連身為醫護人員的我還上過相關課程，要我做到「接受事實」都相當不容易。但也因這個新的身分，讓我能區分出「感同身受（同理）」和「親身體驗」間仍存有相當大的差異。

自怨自艾並不是好的適應模式，好好地用力哭完後，還是得想辦法與疾病共存。慶幸的是，乳癌算是所有癌症中擁有許多治療選項的「好疾病」之一，在清楚自身處境後，我知道要平安順利度過治療階段是目前的首要任務。再來，我加入相關的支持團體，保持正向愉快的心態來面對不好的事情，是克服困境的不二法門，因為我們無法阻止壞事發生，但可以選擇不要讓壞事摧毀自己的好生活。

托老中心，長輩的幼兒園

從癌症病人身分畢業後，因生病的機緣，反而讓我將焦點從急性醫療體系轉而投入預防照顧體系，讓我真實可以應用賦權策略達成復能型態（Reablement），藉由跨團隊的群策群力來提升長者獨立性，更讓剩餘的「功能」極大化！過去在醫院當中，為了使病人健康起來，醫療團隊會進行討論及介入治療、護理提供照護與衛教，而為使照顧品質良善，所以有許多品管圈、改善方案去提升照護品質和確保病人安全，光是這些事情就讓醫療團隊忙得團團轉了，哪還有心力去創造賦權與復能？

在急性照護中，護理角色其實變小了，事實上健康促進是公共衛生三段五級中最高層的疾病預防策略，而在健康促進領域中護理的路，其實可以走得更寬更廣！自一九九八年開始，政府啟動老人長期照護三年計劃至今，長期照顧政策目前已實施第二十二年，現今的長照十年計劃二・〇版本相較一・〇版本更加強化「在地安養、在地老化」的社區整體照顧模式，運用設立「社區整合型服務中心」、「複合型服務中心」、「巷弄長照站」建構綿密的照顧資源網絡，提供整合、彈性且具近便性的照顧服務。

在我接下托老中心主任（在新北市統稱公共托老中心、但在臺灣其他縣市叫做日間照顧中心）之後，才發現很多人對於這樣的機構非常陌生，直白地說就是長輩的幼稚園，當家裡的長輩因為疾病（常見的是失智、中風等）功能退化時，讓他們獨自待在家中其實也是危機四伏，甚至比單獨留小孩在家的風險更高。

小孩因為有《兒童及少年福利與權益保障法》的規定，六歲以下或有需要特別看護的兒童，不可讓他獨處或由不適當的人代為照顧，那麼長輩呢？他們有些人功能退化，可能是連六歲小孩的發展功能都不及。單獨留置在家中常常發生跌倒、走失，或是其他無法預料的意外事件，因為這些長者有的並沒有失能的自覺（insight）。例如，口渴了不知道要去飲水機倒水，反而跑到水龍頭裝生水喝；肚子餓了看到肥皂，以為是可以吃的白饅頭拿來直接啃；或是明明旁邊是自己女兒卻認不得等等。當然家屬也會很難接受，認為眼前的父母可能是鬧脾氣或是不小心，直到發生讓他們無法再忽視的重大事件。

這個托老中心就是希望提供長輩白天安全活動的空間，且有專業團隊照顧的地方，不僅如此，長輩還能在這裡展開新的社交生活，讓老老相伴並相互支持。

當護理照顧由後線的急性醫療往前拉到最前線預防照顧，才能真正實踐「賦權」與「復能」，我們的工作內容著重在健康促進策略的擬定，希望透過護理介入措施，協助長輩的生理狀態由「下墜式退化」改變成「緩坡式退化」，若能持續維持目前現有的生活功能或是更進化，當然是更理想的目標。

托老中心讓孩子的壓力少一點，感動多一點

有一次，我印象很深刻，曾有一組家庭帶著從事幼教工作退休的媽媽來中心參訪，兒子貼心提醒我們：「媽媽平常其實人很好的，但只要有女性跟爸爸講話，媽媽的眼神就會立刻從溫柔內斂變殺氣騰騰，妳們要小心。」

就在我們帶著家人及媽媽參觀中心的當下，爸爸因為有手機來電怕打擾大家而轉身出門講電話，媽媽果然立即警報大作，進入嚴肅警戒狀態，不到五分鐘爸爸說完電話回來，媽媽當場一個巴掌就往爸爸的臉要揮過去，口中並念念有詞：「不素鬼（閩南語），才出門五分鐘也要搶時間親嘴。」這就是認知退化中的「不忠妄想」。

也有某位長者腦袋的硬碟，根本無法存取才剛溝通過的言語，於是重複又重複問著相同的問題，孩子多年下來已經從不厭其煩變成不堪其擾，幾近崩潰邊緣地把媽媽送來我們這邊，卻又滿懷愧疚問著自己：「這樣的行為是不是很不孝？」然而，在我看來，這樣才是符合現代人孝順的做法。

過去或許並沒有這樣專為長者設計的活動空間，而臺灣也有不少長者選擇在家照顧，聘雇外籍移工來擔任長者的主要照顧者，但由於語言及生活習慣上的隔閡，多少還是不及專業的托老中心陪伴，我們的優勢在於多了社交互動與非藥物治療環境，這邊的場域使長者重新體驗擁有「同班同學」或「隔壁班同學」，這樣的社交圈開啟屬於他們共同世代的回憶與語言，再藉由專業訓練過的照服夥伴們陪伴，使有記憶退化的長者在這個場域活動也能有滿滿的安全感。

藉由肢體、懷舊、認知、感官及藝術元素課程的操作，希冀能因課程介入、社交互動讓長者的大腦硬碟退化速度能放慢一點。如此這般，兒女們也能與長輩的關係衝突少一點、壓力低一點、被記得久一點和感動多一點。

這就是托老中心存在的價值！不僅讓家屬（照顧者）有喘息時間與空間，也顧及了長輩的人性尊嚴。因為我們知道他們提出看似重複的問題底下，都是因為疾病造成記憶上的斷層，所以在每次回應他們時，都要認真當成第一次來回答，這樣的重複會藉由團隊中不同的人來輪流分擔，再藉由不同的課程和活動設計，轉移長者們長久以來總是聚焦在孩子是否要拋棄他的情緒圈套中。

而長輩白天在托老中心藉由各種課程使其生活規律化，晚上回家也比較不會產生睡眠顛倒，或是半夜不睡覺的問題，使老寶貝們生活再度有了新的目標，每天早上起床打扮好自己，興奮地準備到中心跟著老同學們一起打麻將，或是把菜園的菜跟水果採收，認得字的長輩負責讀報紙的文章，分享給不識字的同學們（但要記得避開政治新聞，你懂的 XD），或是成為團體中的氣象主播，播報最近天氣預測與變化。

總會留下點什麼，我們會變成什麼樣的大人

我常常在思考什麼叫做「老」？當每次社區民眾跟我說他們已經老了，我都會邀請他們可以進入托老中心走走看看！人是經不起比較的，在高齡一百歲的長者面前，大家都還年輕著呢！唯有一種情形我會承認你真的老，就是你自己先認老，也想倚老賣老地度過餘日。

反觀一九九八年和現今的長照，我們確實已經進步許多，但我也深知還需要持續進步，這個領域也非常需要年輕有活力的護理朋友們一起來參與，離開醫院的護理工作並不就代表是養老的行為，而是每個人各有興趣與所長，不需要認為人生的路只有一條，而去限縮了自己眼界的廣度，或低估了自己的能耐。

我很感謝老天給了我如此多的斜槓人生，所以現在站在你們面前的我，才會是我自己喜歡的樣貌。透過不同職業場域的磨練，你只會越來越茁壯，也越來越懂自己喜歡、想要的到底是什麼。

我們常笑說畢業生猶如白紙，你寫什麼東西上去，他就變成什麼，但我希望在讀完這本書之後的你，可以奪回主控權，就算只是一張白紙，也不要任由別人隨意塗鴉，你的王國由你自己建造。

最後用電影《藍色大門》男主角張士豪的名言，來做本篇的結尾：「但總是會留下一些什麼吧！留下什麼，我們就變成什麼樣的大人。」

許雅婷 作者簡介

托老中心這一家長輩口中的校長

學歷這件事

一九九七年　臺灣省立臺中護理助產職業學校畢業
二〇〇一年　國立臺北護理學院護理學系畢業
二〇一二年　國立臺北護理健康大學護理研究所社區組畢業

資歷這件事

二〇〇一～二〇〇五年　和信治癌中心醫院病房護理師
二〇〇五～二〇〇六年　已倒店的微笑咖啡老闆
二〇〇六～二〇一二年　終於瞭解唯有專業才能成就自己，回頭做護理師
二〇一二～二〇一六年　和信治癌中心醫院助理護理長
二〇一五～二〇一六年　和信治癌中心醫院乳癌治療病人
二〇一三年～迄今　中華民國高級心臟救命術指導員
二〇一六年～迄今　新北市林口仁愛公共托老中心主任

值得嘴的事

二〇〇九年　獲選臺北市政府九十八年度優良護理人員；
二〇〇四～二〇一八年　擔任國北護山服社社團指導老師；
二〇一九年　臺灣護理學會——從長照二．〇談腫瘤照護服務需求研習會與會主講者；
二〇一九年　帶領林口仁愛公共托老中心榮獲國民健康署社區經營獎；
二〇二〇年　帶領林口仁愛公共托老中心榮獲國民健康署永續發展獎。

給讀者的話

因為愛、責任在。

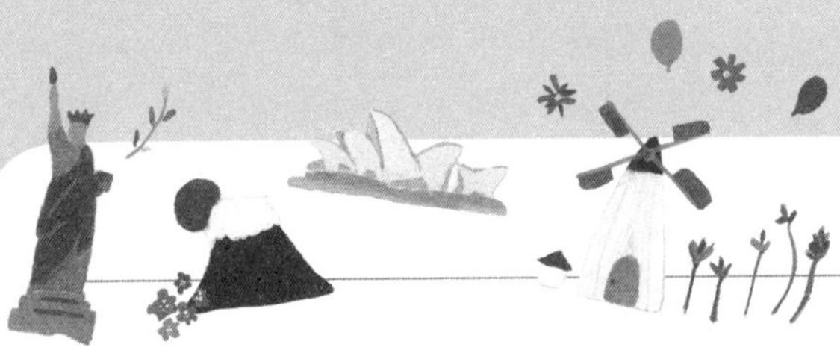

PART 2

外國月亮比較大？

護理人，一起向宇宙下訂單吧！

臺灣的護理訓練讓我們無所不能，也讓我們可以很能保持彈性。轉換環境一開始是辛苦的，但經過時間的淬鍊後，會讓這些外國人看見我們身上的價值，也會讓我們看到自己的重要性。

護理可以很廣，也可以很專業，護理有無限可能，從第一線到遠距，從臺灣本土到一萬公里之外的外國，這些都是護理人可以揮灑的天空。

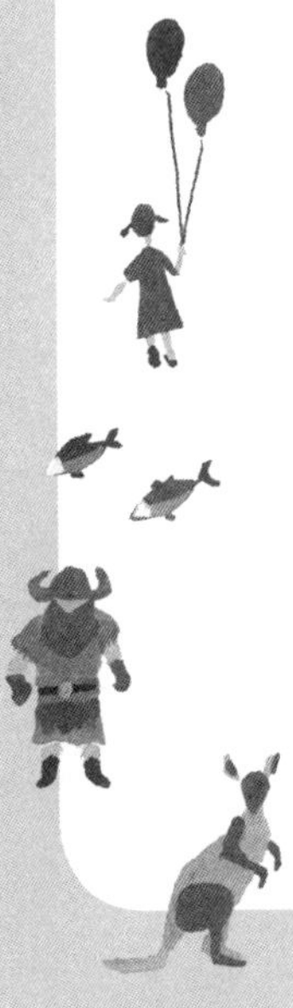

01

向宇宙下訂單吧！來去澳洲不只是打工度假

澳洲護理師 **蔡佩真**

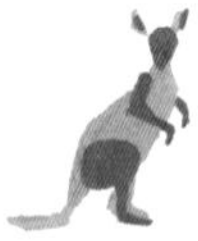

走在護理的路上，無論我人在臺灣或是澳洲，對我來說唯有不斷學習新事物才能當個稱職的腫瘤護理師。如果你想問：「我未來會繼續待在澳洲？」還是「有一天會回臺灣？」那我會回答……。

之所以選擇走腫瘤科的原因很簡單，純粹只是想上十二小時的班，可以累積多點假，換取多一點屬於自己的時間。就這樣從傻乎乎的學妹，到不管你想不想都要被「姐啊！姐啊」地叫著！

行政長官的指責，讓人心灰意冷

要當一位腫瘤科護理師還真的不簡單，除了要處理可怕、發臭的腫瘤傷口、面對親人過世崩潰大哭的家屬，還有無數次看到有人在你面前從呼吸到不呼吸，都要淡定沉著，告訴家屬病人已經離開的事實，然後溫柔、尊重地進行屍體護理，就算明明知道他已經停止心跳，但每個翻身擦背時，都還是不由自主地說：「阿伯，我們翻身喔！來，背擦一下會比較清爽。」這些課本有教嗎？這些臨床經驗比你我想像得都還要珍貴，那些書本以外的東西，才是讓我成長最大的養分。

但是，是什麼讓我想出國工作呢？每天下了班，真正讓我心累的不是照顧這些死之將至的病人，而是應付那些不知民間疾苦的護理行政長官們，當發生衝突、意外事件或是無預期的CPR時，檢討的有時候不是事件本身，而是護理師……。

「為什麼別人不會給錯藥（可以自由更換成病人跌倒、病人走失、病人投書等），就你會？」真的嗎？我沒當過長官，但我知道不是只有我聽過這類的指責，當你已經覺得盡力照顧病人時，卻因為這些意外，而抹煞了所有的臨床表現，真的很令人心灰意冷。

記得念大學時，總是有補習班到學校裡宣傳，要不要去美國或澳洲當護理師，聽起來總是特別令人嚮往，錢多、事少就是離家遠，但還是讓我存著這麼一點對自己的期望，希望去看看外面的世界，是不是真的有想像中的精彩？是不是出國就不會再面對惱人的評鑑、評核，和一堆莫名其妙的報告（舉凡讀書報告、案例分析、個案報告等）？

我們不再年輕，想做就去做吧！

但出國第一個必須要克服的難題是語言上的障礙，大學導師說：「投資在自己腦袋的錢，都不會是浪費。」我開始當著大醫院裡的小齒輪，把賺來的錢都投入英文補習班，一點一滴地增加自己的語言能力。

然而，真正下定決心出國，其實是朋友一句無心的玩笑話：「想做就去做，你都幾歲了。」（怎麼這樣說，我那時候也才二十五、二十六歲而已），聽起來殘酷卻是事實，

We're not getting any younger.

我先設定了第一個目標——讓雅思達標（聽、說、讀、寫四項都要至少達到七分）。在辛苦準備考試期間，我人不是在醫院上班，就是在前往補習班或圖書館的路上，當時給自己下了一道護理問題「娛樂缺失」，但我知道只要撐過了，這個問題就會迎刃而解。好了，相信你已經猜到了我的考試成績，不然就不可能在這裡寫著這篇文章。

本以為過了這個門檻後，接下來的路就會跟著海闊天空，但整個轉換執照到找工作的過程，沒有過人意志力和家人朋友的支持，是不可能做到的，無數次默默地懷疑自己這樣任性的決定到底對不對，因為愛你的人兒，總是會在你受挫時，不停柔情勸導你重回臺灣的懷抱。我在二〇一八年出發，當時澳洲政策對於臺灣護理師換證要求，只需要上一個為期三個月的橋接課程（Bridging Course）就可以向澳洲衛生執業者管理局（Australian Health Practitioner Regulation Agency, AHPRA）申請換照。不過，現在已經改制，除了必須先支付澳幣六百四十元的資格審查費之外，通過審查才能報名線上課程，上完課還必須通過多選題的線上考試（National Council Licensure Examination for Registered Nurses, NCLEX-RN），此時存活下來的人還要面對最後的大魔王OSCE（Objective Structured Clinical Exam），通過上述種種測驗留下來的勇者才能完成註冊，我想我該慶幸那時候沒有如此繁複的程序。

得知改制的當下，突然覺得錢能解決的事情都是小事了，雖然橋接課程和醫院實習的那三個月，就灑了我一萬八千兩百澳幣（近四十萬元臺幣）。

文化衝擊，原來他們都講學名！

橋接課程裡的同學來自世界各地，不外乎印度、菲律賓，鮮少華人面孔，大家明明都說著英文，卻聽起來又好像是不同世界的語言，真的很詭異。實習之後，真正的考驗才開始，直到這時候，才真正意識到「美國爸爸」的美式發音，似乎沒有延伸到南半球。

因為許多澳洲人使用英式或是澳式口音，連拼音有些也多是英式拼法（例如我學了一輩子的 center，他們就是要寫 centre），最可怕的是印度口音，特快特難懂，有興趣的人歡迎去 YouTube 找來欣賞。

另一項讓我感到驚訝的是，醫院居然還在用紙本病歷（抱歉，我總是幻想著國外的科技都先進到不行），醫生的草寫令我常常只能猜測，雖然上課的時候說：「如果看不懂應該請醫生重新書寫整齊！」但似乎只有我看不懂，其他人都看懂了啊！就這樣戰戰兢兢發著每一次的藥，或是硬著頭皮問人。

還有一件事，想在這裡提醒有打算出國工作的朋友們，在臺灣我們很習慣溝通時，都講藥物的商品名，例如 MgO、Tinten、primperan 等，但這裡他們卻都是用藥品的學名來溝通，就連我不知道已經發過幾百顆的 Norvasc（氨氯地平），當它變成 Amlodpipine 時，一時之間反應不過來，就顯得很無知。

好了，記得在發藥時，順便記下藥物的學名唷！不然會像我一樣，後悔莫及。

員工不能休息，醫院必須要給錢

實習結束才是真正旅程的開始，在等待正式註冊之前，我必須先上網到處投履歷、準備英文面試，第一次嘗試到待業的焦急感，雖然有存了一筆錢來支付這段空窗期，但眼看著帳戶裡的錢一直減少，求職信一直被已讀不回，甚至還試圖詢問餐廳打工，但依舊沒有回音。終於在類似護理人力銀行（Nursing Agency）找到了一份 Patient Care Assistant（PCA）的工作。簡單來說，就是類似臺灣照顧服務員（或稱看護）的工作，但時薪還不錯，有二六．六澳幣，雖然做著換尿布、餵老人家吃飯、輔助活動等，還是心存感激，因為至少有收入了。

成功註冊後，經歷數次的面試，終於有醫院願意用打工度假簽證剩下的時間雇用我，在 Austin Health, Olivia Newton-John Cancer Centre 的血液腫瘤科工作了六個月。它們的病歷資訊系統是電子及紙本各半，但至少我不用再猜藥了。

這邊的交班與臺灣最大的不同是，澳洲的交接班有 overlap（double staffing time），也就是白班是七點至三點半、小夜班是下午一點到晚上九點半，以及大夜班晚上九點半到上午七點半，在人力重疊的時段裡，你有時間寫記錄、點急救車，交班時間也是算在你的工時內，而且每次上班時段裡都包含十五到二十分鐘的短暫休息時間（tea break）和三十分鐘的吃飯時間。假使你沒有去的話，醫院可是要多付你錢的，所以主管要確保你真的有去休息。

無法想像，臺灣護理竟落後這麼多！

美中不足的是，我在臺灣的五年臨床工作經驗並不被認可，起薪跟他們的新進護理師一樣，兼職時薪從三十一澳幣起跳，而且所有技術都必須要再拿到 Competency（很像技術考，也包含很多學理問題）才能執行。例如，最簡單的放置靜脈留置針（on IVC），所以剛開始碰到有各式中央血液導管的病人，都要有人看著我做，那時候我又彷彿回到護理小菜鳥。

儘管如此，仍不得不稱讚他們在職教育做得很完善，上課也被當作是上班時數。還有比較特別的部分，因為是血液腫瘤科，如果病人是嗜白血球低下發燒（Febrile Neutropenia，眼尖的你一定發現了他們不用 Fever 而是 Febrile），這是為了避免嚴重敗血症的發生，會有一個 PRN 抗生素的醫囑是護理師可以在抽完血液培養後，三十分鐘內先給病人第一劑靜脈抗生素，大大降低病人入住 ICU 加護病房的比率和死亡率。

這些不同與差異，如果沒親自見識到真的很難想像，也不相信在護理人員的福利與教育上，臺灣居然落後這麼多！就這樣漸漸學習適應這邊的護理文化，然而，很快地我又面臨打工度假簽證即將過期的問題。如果沒找到醫院願意提供工作簽證，我也是必須打包回臺灣。所以我又開始不停地經歷投遞履歷與面試的循環，終於成功面試上墨爾本頗有名的 Peter MacCallum Cancer Centre，他們願意幫我申請工作簽，雖然還是以護理第一年的薪資起聘（全職時薪雖然不到三十澳幣，但每四個禮拜讓你休一天有薪假）。這間醫院外觀看起來很像飯店，卻還是使用傳統的紙本病歷，真的讓我有超大的反差感。

以血液腫瘤科來說，護病比是一比三，加上一般腫瘤科病人有時候會是一比四，聽起來似乎很輕鬆，但實際上沒有任何家屬會留院，除非真的病危或臨終，也沒有一對一看護阿姨會幫忙換尿布、洗澡，當然大部分會有Nurse Assistant（類似臺灣的院聘照顧服務員），但他就一個人，所以大部分時間是你自己在幫病人洗澡、換衣服、換床單。

還記得第一次把自己弄得濕漉漉、狼狽不堪，和在對面坐著光溜溜的病人在浴室互看，真是尷尬，但只能說每件事都是一回生二回熟，等洗完澡看到病人乾乾淨淨地梳妝整齊，坐在椅子上曬太陽，並且對你心存感激，讓他在來探視的朋友面前還是原來的他，你就覺得今天又讓一個人開始了好的一天。

重視護理人員身心健康，一通電話就請好假

這裡很重視護理人員的身心健康（wellbeing），時不時會有諮商師跟你聊聊工作上遇到的困難，如果真的生病了，可以「沒有壓力」地打通電話請假，在家好好休息，因為大部分的醫院都有自己的Nurse Bank（像臺灣的Floating學姊），哪個單位臨時缺人上班，他們就會去支援。

對了！有一點一定要提醒大家注重自身的權益。某天，我與主管提到海外年資沒有

納入年資計算，他毫不遲疑地和人事部門聯絡，很快得到了回應，替我爭取到應有的薪資層級（時薪四一．九澳幣）。

在二〇二〇年三月，COVID-19開始在澳洲逐漸萌芽，正好在紐西蘭旅遊的我，差一點就回不來了，依當時法規必須在家隔離兩週，而隔離期間，我仍然是薪水照領、假照放，相當保障醫護人員的權益。

眼看英文成績證明快要超過兩年了，趁著兩週居家隔離的期間，努力衝刺我的英文。在澳洲，護理是可以申請技術移民，但邀請分數年年飆高，若沒有達到移民分數九十分，就會等到天荒地老。而把英文分數考高，無疑是加分最快的捷徑，從雅思七分到雅思八分，直接加你移民分數十分，但想起以前考雅思的那段時光，真的讓人退避三舍。

當時剛好朋友在準備PTE（Pearson Language Tests），經過他的介紹和加上有足夠的時間，不如就試一試吧！一戰（PTE overall 八十七分，總分九十分）相當於雅思九分，卻比雅思容易許多，推薦給需要英文證明的朋友，可以試試看PTE，不過目前澳洲或是英國某些學校才有認可這樣的英文檢定成績。更新了英文成績之後，我達到了移民分數九十分，差不多兩個禮拜吧，我就收到獨立技術移民邀請了！

不斷學習新事物，才能當個稱職腫瘤護理師

目前工作的醫院只有四個病房，但卻有機會參與到許多很前衛的臨床試驗，最具

代表性的就是CAR T cell Therapy，目前全澳洲也只有我們醫院在做，簡單來說就是改造你血液裡的T cell變成CAR T cell去攻擊癌症細胞（詳見圖示，頁一二四），目前已顯示對ALL（Acute Lymphoblastic Leukemia）和DLBCL（Diffuse Large B Cell Lymphoma）有顯著療效，給這群癌症病人帶來新的希望與曙光。

走在護理的路上，無論我人在臺灣或是澳洲，對我來說，唯有不斷學習新事物，才能當個稱職的腫瘤護理師，因為癌症治療與時俱進，許多的標準治療也不停地依據實證研究翻新。

如果你想問：「我未來會繼續待在澳洲？」還是「有一天會回臺灣？」現在的我沒有答案。但如果真的回臺灣，我希望能將這裡所學的一切，帶回到自己的國家，在護理環境或教育上產生一些改變，雖然現在看起來澳洲有這麼理想的護理環境，但我相信他們也是透過多年的發聲、罷工與改革，才能有現在所擁有的一切。那你呢？你未來想做什麼？今天，就向宇宙下訂單吧！

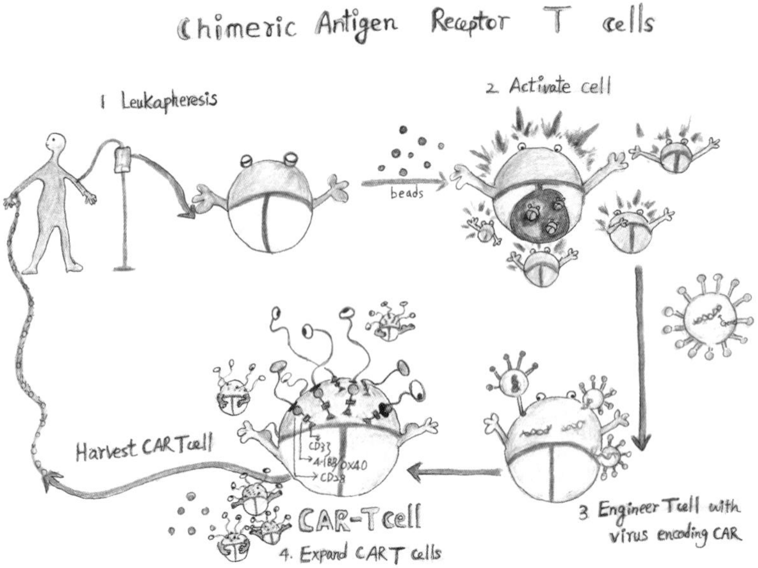

CAR T cell Therapy 圖示
（方麗華 藥師 ◎ 繪）

作者簡介

蔡佩真 Miki Tsai

挑錯專家 # Melbourne
Pockythepuppy # 上好

澳洲護理師

學歷這件事

二〇一二年 國立臺北護理健康大學畢業

資歷這件事

二〇一二～二〇一八年 臺大醫院腫瘤科病房護理師
二〇一八～二〇一九年 Austin Hospital Registered Nurse
二〇一九年～迄今 Peter MacCallum Cancer Centre Registered Nurse

值得嘴的事

二〇〇七年 高中吉他社社長；
二〇一〇年 大學熱音社副社長；
二〇一八年 擔任《存在的離開：癌症病房的一千零一夜》校稿；
二〇一八年 遠赴澳洲用 Working Holiday Visa 成功獲得 R N 工作機會；
二〇一九年 投稿學術期刊——腫瘤護理雜誌成就解鎖：〈運用賦權概念於口腔癌病人合併惡性蕈狀傷口之照護經驗〉；
二〇二〇年 首戰 Pearson English Language Test 英文檢定 Overall 八十七分（不能再高了，換算雅思九分）；
二〇二〇年 投稿國際研討會—— ICCN poster accepted 成就解鎖；
二〇二〇年 成功獲得澳洲 Permanent Residency (P. R.)；
二〇二一年 擔任《護理的100種可能》兩本書的校稿。

給讀者的話

Use the Law of Attraction to manifest anything you want!

02 來去IKEA故鄉Long Stay

瑞典護理師 **鄭雅文**

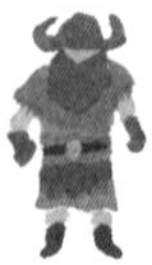

很多時候，不是自己不夠好，而是他們看不見你的好，就急著把你歸類到不好，而所謂的好與不好，也都是出自於個人的主觀判斷。

或許我不是一個很聰明、快速上手的學妹，但我非常確定在照顧病人的我，非常認真仔細，或許我不是一個「好」學妹，但絕對是一個好護理師。

我並不是一個嚮往到國外工作的那種臺大護理系學生，會做這樣的決定，只能說是因為在臺灣的護理經驗相當不順利。在簽離職書當下的我，心中無限感慨，想著：「我這輩子就要永遠跟護理說BYE-BYE了……。」相當不服氣，但也迫於無奈。

職場霸凌，放棄護理這條路

實在是因為踏入臨床時，遭受到太多的職場霸凌，那些精神壓力，以及對自己能力的質疑，都讓我不得不做出這樣痛心的決定。我非常感謝當時給予我許多心理支持的最親愛單位護理長張馨元（現在已榮升督導），她那時候說我應該是「笨鳥慢飛」，要我給自己和護理再多一點時間與機會，現在回頭再次咀嚼她的隻字片語，精闢的剖析真的非常神準。

除了督導之外，我也特別感謝那時支持我的護理系優秀的直屬學妹陳俞菁（也是本書另一位作者，現在於荷蘭執業）、同住醫護大樓的專科護理師學姐王淑惠，還有以前大學的室友黃楚珺醫師、賴怡岑醫師與陳宥伶醫師，是她們不斷地給我正面力量，讓我每次被當透明人或被排擠之後，還是可以擦乾淚水，繼續鼓起勇氣踏進單位上班。

我會選擇在一開場就揭露自己的悲慘護理人生，無非是希望那些以為自己被護理拒於門外的人，可以像我一樣，再給自己和護理一次機會，有時候只是單位或是大環境不適合你而已，像這本書所描述的，念完護理系的我們，其實有許多路可以選擇，不要因為一次的工作經驗就完全否定自己的能力，這樣就看不見自己在護理世界的無限可能性。

之所以選擇瑞典這個北歐國家，真的不是因為IKEA在臺灣頗具盛名，而是因為認識了當時的男朋友，他剛好是瑞典人，婚後我們移居到他的家鄉。但因為我過去護理慘痛的經驗，當時完全不考慮再走護理一途的我，在移民到瑞典以前，努力取得華語教師的證照，想著將來在瑞典時，可以靠這張執照賺取一份自己的收入。

雖然親愛的瑞典公婆，本身都是醫護人員，當他們聽說我未來的工作規劃裡毫無護理的位置時，都相當尊重我的決定，即使他們心中認為我就這樣放棄護理實在太可惜了。為了幫我早日融入瑞典社會，婆婆請所有的家人都禁止用英文和我溝通，要說話就得用瑞典文，這樣看似嚴格的家庭政策，其實是我學瑞典文的最大幫手，讓我可以在不到半年的時間，就能使用瑞典文和當地人進行日常對話。

瑞典換照課程，全方位扎實訓練

擁有當地的語言能力，除了幫我克服言語隔閡外，也讓我離瑞典的醫療體系更近了一步。因為瑞典的醫療體系裡，所有病歷都是用瑞典文書寫，而瑞典護理師因為在工作上的獨立性和地位很高，所以外國護理師在轉換執照上，對護理師語言程度的要求和醫師的換照標準一樣高，我開始想著，或許這裡的護理會不一樣。

但學習一門新的語言，本來就不是件容易的事，必須一步一步地從牙牙學語到國小程度，再到換執照要求的高中畢業程度等級（也就是歐盟CEFR C1程度）。換照除了有語言檢定的要求外，護理專業認定的途徑可以二擇一，看是要考護理學科資格考加上補實習時數，或者是去瑞典大學裡就讀專門為歐盟外醫事人員開設的換照課程。

我選擇了後者，換照課程是一年共兩個學期的時間（我其實很希望可以告訴你們換照課程需要花多少錢，但由於當時已嫁給我先生，所以是瑞典公民人身分，換照課程不僅是完全免費，還能拿到每個月高等教育的獎學金，但好消息是，這個福利跟我是不是瑞典配偶無關，只要在瑞典住得夠久，取得瑞典永久居留的身分後，都可以享有。）

換照課程內容包羅萬象，包括瑞典的醫事人員法、基礎醫學、各科護理學，和三階段不同醫療單位的實習（地方門診／中央大學醫院病房／社區長照）。若一整年下來，每科考試和實習都通過，就可以直接拿到瑞典護理師執照，不必再參加國考（但近年已修改制度，仍必須通過國考才能換照）。

經過這一年的精實訓練後，我可以更全方位扎實地與瑞典的醫療系統接軌。在實習過程中，也可以深入瞭解瑞典三個不同層級的醫療樣貌，並且，藉由換照課裡這些實習和參訪，往往讓學生有機會在還沒畢業前，就順利獲得工作的邀請，免去拿到執照後，還得到處丟履歷和面試的折磨。

不需要證照的 Undersköterska

請容許我在這一段的內容裡，簡單地介紹一下瑞典護理界的成員與職稱：它們有 Undersköterska、Leg. Sjuksköterska、Barnmorska 和 Specialistsjuksköterska，你不知道這些是什麼很正常，因為它們都是瑞典文。

Undersköterska 這個詞，可以翻譯成「看護」、「護佐」、「護士助理」或是「護士」（但它並不需要考執照，這點跟臺灣的護士不太一樣），學歷要求是類似我們的高職護校畢業即可，所以很多護理系和醫學系學生在夏天打工的時候，也會到醫院或養老院去當 Undersköterska。我喜歡尊稱在醫院的 Undersköterska 為「護士」，因為他們可以抽血、量血糖、可以掃膀胱超音波，再加上協助日常飲食與排泄翻身等等，掌握了幾乎所有第一線的照護。他們往往負責的病人數少，所以相當瞭解病人的狀況。

我自己在瑞典當病房護理師的感覺是，我似乎是一個小小的住院醫師，下面帶領著我的護士們，所以每次我在跟主治醫師查房以前，一定要先和我的 Undersköterska 們討論病人的情形，才能對於疾病與治療有更深入的理解。瑞典的醫院是走全責護理（Total care）的路線，非特殊情形下，家屬晚上是不能留在醫院過夜的，這也讓瑞典發展出 Pair care（一位護理師搭配一位護士成為一組，一起去照顧當班的病人）這樣的設計；至於在養老院或社區長照家訪的 Undersköterska 就比較像看護了，應徵的門檻也比較低；和臺灣有點像，許多外國移民到瑞典，經過短期的訓練，還有稍微能溝通的瑞典語能力，就可以馬上上工，也因為不需要執照，還有語言程度要求低，不少外國醫事人員在換照成功以前，就會去當不需要執照的 Undersköterska，在工作的同時也磨練自己的醫用瑞典文。

藥物我最大，註冊護理師是給藥最後防線

再來是 Legitimerad Sjuksköterska，就是所謂的「註冊護理師」（Registered Nurses），這就必須擁有大學護理系學歷，也需要取得執照。若成為 Leg. Sjuksköterska 工作一年後，有許多進修管道可以成為「助產師」（Barnmorska）或不同專科的「專科護理師」（Specialistsjuksköterska），這樣的專科執照是必須完成護理研究所課程，以及寫完碩士論文後才可以拿到的。

當你拿了專科執照以後，還可以再拿次專科執照，我的婆婆就是先拿了護理師執照，再走「家醫與社區」這個專科，然後再繼續鑽研糖尿病，取得糖尿病專科護理師執照。所以她可以開設自己的糖尿病門診，也能替病人開立長期處方箋藥物，不需要附屬在醫師底下才有開方權，和臺灣目前的專科護理師差異非常大。

如果要我簡單說瑞典護理師的特色，那就是「藥物我最大」！每個單位會有一個自己的小藥局，而只有 Leg. Sjuksköterska 能持有單位藥局的鑰匙，Undersköterska 可以當護理師的左右手，但無論他們或甚至是醫師，在沒有 Leg. Sjuksköterska 的允許下是不能

進到裡面取藥的，所以說護理師是預防給藥錯誤的最後一道防線，完全合理。

制度設計大不同，護理師可以準時下班！

我覺得瑞典病房還有一個系統設計和臺灣很不一樣，他們三班制的時間為：白班（上午六點四十五至下午四點）、小夜（下午一點至晚上九點半），大夜則是十小時（晚上九點至上午七點），發現了嗎？若你閱讀了本書的〈向宇宙下訂單吧！來去澳洲不只是打工度假〉這篇文章，你會發現瑞典跟澳洲一樣，都會讓護理師在交班時有重疊（overlapping）的時間，這就是為什麼我們不容易延遲下班或超時工作的最大原因。

而在用餐時間設計每班是四十五分鐘，除此之外，上午和下午中間還有各十五分鐘的休息時間（不要問我為什麼，因為他們就是很喜歡休息啊 XD），瑞典人稱呼這個十五分鐘休息為「Fika paus」，意思是讓你坐下來喝杯咖啡喘口氣，單位也通常提供免費水果、茶和咖啡。

至於護理人員需要輪班這件事，對瑞典人來說也是相當頭痛且辛苦的，因為他們覺得輪值三班太傷害身體健康，所以多半有一組專責輪值大夜班（類似臺灣包班的概念，他們合約就直接註明純大夜，而且目前推行純大夜人員一週只要上三天班，也就是一週三十小時就給付全薪），其它人只需要輪值白班與小夜即可。

他們還有一種特殊制度稱作「彈性上班」（Flextid）。假設我今天因為真的忙不過來而多上班三十分鐘，我打卡表上就會記錄多上了三十分鐘的班，那麼它就會幫我存在我的「時數銀行」，如果哪天需要提早離開，就可以提領先前存下來的時數，沒有任何心理壓力地提早離開。

假別始於人性，育嬰假請好請滿

另外，大家可能也聽說瑞典是個高稅與高社會福利的國家，依據瑞典的憲法保障家裡有小於六歲小孩的家長，一週上班時間不需要百分之百全勤（上多少比例就談多少比例，只要與主管說好即可，例如：一週一天等於百分之二十，或一週兩天等於百分之四十，以此類推），也保障人人有七天不需要醫師證明的病假（今年因為COVID-19甚至延長到請二十一天病假不需要醫師證明），以及與每個小孩可以擁有一百二十天的小孩陪病假。

另外，瑞典很有名的夫妻共享四百八十天的給薪育嬰假。護理人員還有一個很特別的待產假，因為我們常常需要抬病人或幫病人翻身等比較粗重的體力活，如果孕期滿三十二週後，就可以申請這個假別。生產後，則是可以到小孩至少六個月大才返回職場。瑞典政府很鼓勵媽媽們親餵母乳到小孩滿六個月，很多人甚至等到小孩一歲或兩歲後才再返回職場。除此之外，育嬰假的期間，年資仍然繼續累積，每年該漲的薪水也都會漲好漲滿。我只能說，這裡的假別始於人性。

正所謂羊毛出在羊身上，之所以能有這麼多的社會福利，錢都是來自於人民的稅金，所以這裡的課稅比例比臺灣高出很多，而且那些稅金是直接每個月從你的薪水裡蒸發，直接進到政府的國庫中，所以看到自己的銀行帳戶，其實會蠻無感的，不覺得有領到合約上的那個數字，再加上近幾年臺幣高漲而瑞典克朗貶值，本來平均最少有臺幣八萬的月薪可能縮水變成五、六萬而已。

小孩生起來，稅金賺回來

瑞典分為六大區或六大省分（Lansting och region），預算來自不同稅金，每個省分的稅金比例不同，居民得到的醫療福利或教育福利也不同，譬如說每次就診的部分負擔不一樣，還有孕婦的初期唐氏症篩檢，有的省分是三十三歲以上免費提供，有的省分則是三十四歲或三十五歲以上才免費提供，所以如果要細看醫療與社會福利，都必須依照居住省分而定。

在這裡也想簡單介紹一下瑞典的醫療系統，它們也有所謂的全民健保，部分負擔各個省分有不同的規定，以我自己居住的省分為例，醫師門診比較貴：家醫科醫師兩百克朗（一克朗約三元臺幣）、專科醫師三百克朗（九百臺幣）、醫院裡的專科護理師門診一百克朗（三百臺幣），地區聯合診所裡的專科護理師門診五十克朗（一百五十臺幣）。

不過，小兒科不僅完全免費，就連藥物也是全部免費，成人則是每年看病部分負擔上限一千一百五十克朗（約三千四百五十臺幣）、每年買藥上限兩千三百五十克朗（約七千零五十臺幣），超過以後就是免費。

為了彌補所繳交稅金的大失血感，大家都知道把稅金賺回來最好的方式就是，把小孩生起來！因為瑞典很多社會福利都是給孩子的。

不是「燃燒自己照亮別人」，而是「先照顧好自己」

我常跟我身為家醫科醫師的公公開玩笑，說他們瑞典醫師簡直是「神奇寶貝」，病人很難直接聯繫到醫師。

第一線通常都是 Leg. Sjuksköterska（護理師），當護理師的評估處置後，仍有無法解決的問題才會進行轉介流程。有時候甚至還先轉給專科護理師，層層關卡才會到家醫科醫師，接著若連家醫科醫師都無法解決病人的問題，才會再轉介到大醫院的專科醫師。至於社區護理的長照家訪或養老院，還有新生兒到六歲的健兒門診，只有專科護理師、護理師常駐，醫師可能一星期只會出現一次。

所以，這裡的護理師工作時獨立性非常高，有很多需要自己做決策的時候，專科護理師就更不用提了，可以擁有自己的門診和辦公室。整個醫療團隊彼此沒有分什麼高低，大家都是同事，一起為了照護病人的身心靈而努力合作，看不見臺灣傳統的大醫師、小護士現象。

這裡也不流行「燃燒自己照亮別人」這種菩薩護理形象，他們覺得你要先能照顧好自己，才有可能提供病人好的護理照護。我印象非常深刻是，當我還是瑞典小菜鳥護理師時，我的瑞典師父跟我說：「萬一病房不幸發生火災，你沒有責任要先去救病人或滅火，第一件事該關注的是自己的人身安全，除非行有餘力，才看看能否幫助病人或協助滅火。」近幾年聽說臺灣某知名醫院有組成護理工會，我認為這樣很好，因為瑞典也是透過護理師工會來替護理師爭取福利或是保障工作安全等。

最近他們主張護理師在繼續進修專科時，應該比照醫師的專科訓練一樣，要全面給薪。雖然尚未推動成功，但已在路上，所以過渡方案是護理師可以申請醫院或工會的進修經費或獎學金，通過遴選後就有百分之五十的時間讀書，另外百分之五十的時間繼續護理臨床工作，拿到的薪水仍然是全薪，很不賴吧！

我不是好學妹，但我是好護理師

我很感謝目前工作單位的護理長，她在退休前推薦我參加醫院的徵選，無敵幸運的我竟然拿到了為數不多的進修名額，收到錄取通知的當下，心裡藏不住興奮地尖叫。

開始上課實習後，真的必須說臺灣的護理教育真的很棒，無論是學理或技術層面，讓我在瑞典都感覺自己是超有競爭力與實力的護理人才。我在文章的最後，想告訴那些可能跟過去的我一樣，正處於灰色境遇的護理朋友們，不要妄自菲薄、不要放棄自己、不要因為別人的話語而否定自己的價值，因為只有自己才能給自己的行為以及努力定義。

很多時候，不是自己不夠好，而是他們看不見你的好，就急著把你歸類到不好，而所謂的好與不好，也都是出自於個人的主觀判斷。或許我不是一個很聰明、快速上手的學妹，但我非常確定在照顧病人的我非常認真仔細，那時候的我，或許不是一個「好」學妹，但我絕對是一個好護理師。

現在回頭看看那些當初欺負我的學姐，我也沒有什麼情緒，倒是對於當時鼓勵我、支持我的人，永遠心存感激，謝謝你們可以讓我看到在護理的自己其實很優秀，我也會帶著這份感激，去協助這些源源不絕的後進，因為唯有留下更多人願意投注心力在護理的領域，我們才會越來越茁壯。團結是唯一途徑，分裂、霸凌、打壓都是傷害護理的負面能量，讓我們一起讓臺灣護理成為我們驕傲。

作者簡介 鄭雅文

三寶媽 # 白日夢幻想家 # 美食家 # 北歐評論家
我護理我驕傲 # 不菸不酒不咖啡 # 武漢肺炎退散 # 想念臺灣美食

北漂瑞典的臺灣護理師

學歷這件事

二〇〇五年 臺灣大學護理學系畢業
二〇〇五年 拿到臺灣護理師執照
二〇一六年 拿到瑞典護理師執照
二〇二〇年 秋天在瑞典開始進修小兒專科護理師研究所

資歷這件事

七年二班，從小熱愛旅行；
第一次自己出國是高一升高二暑假，十六歲的我自己飛去了美東，人生最大的壯遊應該是二〇〇四年的整個夏天，都在 Burkina Faso 臺灣駐布吉納法索醫療團；
在臺灣護理待過神經科和腫瘤科；
在瑞典護理則漂泊過感染科、安寧病房、社區長照，最後回鍋大學醫院，在小兒科第一次感覺終於找到了人生的真愛，下定決心好好努力鑽研，希望未來能成為獨當一面的小兒專科護理師！

值得嘴的事

臺大護理系羽球隊創隊隊長，臺大醫學院羽球隊臺大醫學院足球隊雙棲；
應邀回母校高雄女中演講兩次（二〇〇一年和二〇一二年）；
二〇〇四年在醫療團先得了傷寒再得了瘧疾。

給讀者的話

人生就是一場華麗的大冒險。
Work hard, play hard!

03

一段九五三六公里的護理旅程——從臺灣到荷蘭

荷蘭護理師 **陳俞菁**

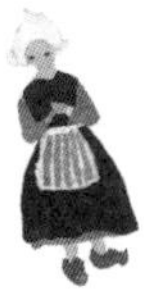

臨床工作期間，一直想著自己總有一天要在國外生活，求學也好，工作也罷，將自己的所學透過教育，去影響更多的護理系學生，不過計劃永遠趕不上變化……。

如果你問我，為什麼不在臺灣當護理師，我想我的理由可能會讓你失望。看見網路上一篇篇的護理霸凌相關文章，十分慶幸自己沒有共鳴，相較很多人初入護理臨床的挫折，我的入行之路相對來得順利。

感謝身邊貴人，讓入行之路走得順利

大學畢業後，順利進入到自己理想的單位——腫瘤科病房，而負責帶我的人又剛好是大學的直屬學姐凱璐，在她的身邊，不只學會臨床照護技巧，也偷偷學習她照顧病人的那種熱情與耐性。

照顧癌症病人很多事情是無法求快的，可能只是一個簡單翻身的動作，都會因為骨轉移而造成疼痛，必須分次分段地完成，否則不對的姿勢都有可能讓患者的疼痛分數瞬間爆表。

然而，在臨床工作照護時，有些事情又是非快不得，舉凡急救、送急刀、處理病人突然的跌倒、出血，甚至是有時間性的化療、電療等等。每天就像兒歌裡的小蜜蜂一樣，「嗡嗡嗡，飛到西又飛到東。」這樣長時間的訓練下，我看見了單位第一快手淑玲學姐，在她的指導下，讓我學習到安排優先順序的重要性，還有如何有效率地評估並處理病人的問題，讓我學會即使在忙碌的腫瘤病房，都能夠準時下班的好本領。

聽到這裡，你或許會有點忌妒我的好運氣，我的身邊存在著許多人生貴人，讓我從來都沒有出現離開護理臨床的念頭。

與先生搬到荷蘭，開始新手村生活

臨床工作期間，一直想著自己總有一天要在國外生活，求學也好，工作也罷，倒不是因為覺得臺灣不好，而是希望能夠出去看看國外的護理世界，把好的東西帶回到臺灣，像我所崇拜的賴裕和教授一樣，將自己的所學透過教育，去影響更多的護理系學生，讓他們喜歡護理，並以成為護理師為榮。

所以，我考取美國護理師及腫瘤護理師執照，也參加了托福跟GRE的檢定考試。不過計劃永遠趕不上變化，這點是永遠不變的真理。二〇一一年，我跟當時仍在臺大內科當住院醫師的先生結婚了，二〇一二年我們一起搬到了荷蘭，他開始博士班的工作，我則是開始了海外異鄉人的生活。

到荷蘭不久，女兒也跟著出生了。人在國外，語言不通，再加上文化差異，還要面對一個剛出生的嫩嬰，而先生忙著學業，所有的一切基本上都要自己來的壓力，真的不是在臺灣的生活可以比擬。

我的女兒是高需求寶寶，所以照顧她的工作無法假手他人。荷蘭前兩年，真的是我有生以來打過等級最高的怪。當我以為小怪獸已經進化成小可愛之後，換我兒子出生了，但幸好他跟姊姊的性格完全相反，是個非常好相處的小孩，每天吃飽睡，睡飽吃，所以只要專心處理姊姊就好，也讓我在姊姊白天上幼兒園的空檔，可以有時間學習荷蘭文。

百分之一的通過率，我在荷蘭當護理師

來荷蘭之前，在臨床上是工作得心應手的護理師，結束生小孩的任務之後，我也開始思考重回職場的可能性。但荷蘭官方語言是荷蘭文，即使有臺灣跟美國執照，但這些執照在荷蘭根本毫無用武之地，再加上語言的限制，導致我無法在荷蘭執行護理工作。

我知道要做任何事之前，必須先解決語言的隔閡，荷蘭文非常難學，不過因為我有強大的動機，所以我在最短的時間就學到B2等級（歐洲語言共同分級架構，A2是荷蘭入籍考試標準，可以理解並以簡單荷蘭文溝通；B2是能夠針對具體及抽象的文字，即時且有一定流暢程度地以荷蘭文做出互動，也能針對多種主題撰寫文章），在準備語言能力的同時，我也取得了荷蘭護理師執照。荷蘭護理師執照對非歐盟護理師也是個很大的挑戰，每年平均有一百人左右送件，通過率只有百分之一，不過我實在太想工作，幸好最後順利地換到執照。

於是在二〇一六年，我在荷蘭重新回到職場，在烏特列支大學附設醫院當研究護理師。選擇研究護理師最主要的原因是：正常班，而且研究單位對外國護理師的接受度相

對比較高，如果真的無法用荷蘭文表達，改成英文溝通也可以接受。

當時我的先生是博士班第四年學生，他在家的時間非常有限，所以家裡跟小孩的大小事情都由我處理，如果我找輪班的工作，跟我們的家庭組成沒辦法配合。但是我心中其實還是想要回去臨床當腫瘤護理師，所以在第一個合約期滿之後，我就換到阿姆斯特丹的雷文霍克腫瘤專科醫院工作。

跟臺灣比起來，荷蘭的護病比與工作內容完全是小菜一碟，就算有語言的差距，我在工作上仍舊得心應手。但是荷蘭臨床全都是花花班（就是一個月內有白班、小夜班和大夜班夾雜），我先生的實驗室工作在我當腫瘤護理師的時候相對比較有彈性，所以我值小或大夜的時候，先生可以分擔一些小孩照顧的工作。但是因為人老體衰，沒有辦法像以前一樣想睡就睡，每次大夜班都會讓我異常痛苦，所以工作一年半後，決定把目標再放到純白班的護理工作上。

這個工作壓力有點大，但很充實

二〇一八年的秋天，我換到現在的工作：發炎性腸炎（Inflammatory bowel disease, IBD）研究護理師。我們的團隊由四個腸胃科醫師組成，主力是我老闆，貢獻了百分之九十的臨床試驗；一個主責的試驗經理（trial manager），負責所有的預算跟人事；三個專案經理，負責研究者發起的臨床試驗（investigator-initiated clinical trials）；另外還有三個生物樣本庫（biobank）的技術員，一個行政職員，以及六個研究護理師。

荷蘭的研究護理師非常獨立，我們從腸胃科醫師收到可能會進臨床試驗的病人後，便要開始看病人病歷及計劃書（protocol）。

首先評估病人有沒有符合收案標準，如果符合收案條件後，會由主治醫師跟病人聯絡，詢問病人意願，在得到病人口頭同意之後，後續就由我們負責病人的臨床試驗排程。從簽署臨床試驗同意書、抽血、做心電圖、排X光、排大腸鏡、排肺功能檢查、抽血、驗尿，跟大腸鏡採集檢體、給藥、監測生命徵象、寫病歷、填寫各式臨床試驗相關表單等病人照護外，還要定期參加藥廠的進度會議，以及新臨床試驗的說明會（investigator meeting）等，這些全部都是研究護理師上線後要能獨立完成（其他與研究護理師相關的篇章，可以詳見本書郭欣儒〈研究護理師，究竟為何物？〉，頁一五八）。

在荷蘭當研究護理師，我認為最重要的是溝通協調能力，因為研究護理師必須在有限的時間，完成計劃書上所規定的所有檢查跟治療項目，荷蘭的醫院不會擠時間或排程讓病人早點開始治療，所以該如何在規定的時間內，協調讓病人完成臨床試驗中要求的檢查跟治療，完全仰賴研究護理師的功力。

這個工作因為牽涉的部門眾多，也常要面對五花八門的狀況，老實說壓力挺大的，所以我會認為抗壓性也是重要的特質之一。至於語言能力，我認為是屬於重要但不是絕對的因素，因為我們的語言能力再好，都不可能跟母語人士一樣好，我也常常遇到找不到適當荷蘭文表達想法的時刻，但工作上並不會因為這樣而受到歧視或是另眼相待，因為我們的價值不是來自語言能力，而是自身的專業能力。

臺灣訓練，讓我們無所不能！

我其實很感謝臺灣的護理訓練，讓我們無所不能，也讓我們可以保持彈性。轉換環境對臺灣訓練出來的護理人員而言，一開始會是辛苦的，但經過時間的淬鍊後，外國人會看見我們身上的價值，也會讓他們看到自己的重要性。護理可以很廣，也可以很專業，在學校及臺灣臨床的訓練中，讓我們學會「學習」的能力，這是護理最重要的技能跟精髓。

護理有無限的可能，從第一線到遠距，從臺灣本土到一萬公里之外的荷蘭，這些都是護理人可以揮灑的天空。如果對我的荷蘭生活有興趣的朋友，可以參考我的臉書粉絲頁「Leven in Nederland 臺灣護理師的荷蘭生活記實」，我們也可以在那裡再繼續做更多深入的討論！

作者簡介

陳俞菁

腫瘤護理師／研究護理師

學歷這件事

二〇〇七年　臺灣大學護理系畢業

資歷這件事

二〇〇七～二〇一二年　臺灣大學醫學院附設醫院腫瘤醫學部腫瘤護理師
二〇一六年～迄今　荷蘭醫院腫瘤護理師／研究護理師
二〇二〇～二〇二一年　荷蘭臨床試驗護理師學程

04

漂洋過海去當護理師

新加坡護理師 Daniel

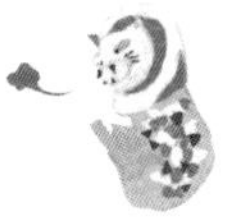

在加護病房裡，我們時常習慣快步調、快節奏，著重抽血異常數值、眼睛盯著生理監視器上的心跳、血壓、呼吸、耳朵注意哪台機器發出的警報聲，卻忽略護理的本質是身心靈的全人照顧。

奶奶則用她的疾病，幫我上了一課……。

到底有多不想在臺灣當護理師？其實沒有不想，只是更想到處看看。

如果你跟我一樣對於世界充滿好奇，護理系是一個很好的選擇，因為各國護理師幾乎都「荒」，擁有臺灣的護理學歷，光是學好英文，就有很多國家可以去，包括美國、英國、加拿大、澳洲、新加坡等，當然還要研究一下各國換照的條件，但這是可行的選項。如果你熟悉當地語言，例如：日語、瑞典語、荷蘭語等，這本書也讓你看到了更多的可能性，所以護理系先念起來就對了！

當護理師我很驕傲，當男護理師我更驕傲

你對護理師的印象是什麼？是那個頭頂著白色護士帽的白衣天使？還是像《飛越杜鵑窩》（*One Flew Over the Cuckoo's Nest*）裡的瑞秋護理長的後母面孔？在我曾經是高中生時，心中的護理師就是發發藥、打打針、叫叫號碼，以及在影集中跟醫師調情的人物設定。從沒想過堅信自己是外文人才的我，會在大學分發中被上帝揀選了走上護理之路。你問我當護理師有後悔過嗎？不，一點也沒有，我很驕傲，而且我是男護理師。

實習與社會刻板印象的挑戰一直都存在著，但專業可以讓人信任你。在輔仁大學求學實習中，對男護理師最大的挑戰科別是小兒科與婦產科，家長擔心你粗枝大葉，無法照顧好小病人，而產婦的另一半則拒絕你來照顧他的太太，可能是擔心我們看到什麼不該看的。但護理師跟醫師一樣，在職務上，必要時我們就是得看遍全身上下，才能做好

我們本職工作。

你問男性婦產科醫師或是女性泌尿科醫師：「你／妳工作時會不會有遐想？」我想他／她們會說：「其實這是一種職業傷害，很多東西看久了，你不膩嗎？」如果不是工作所需，沒有人想看這麼多私處的，相信我！

實習過程中，我一直反覆懷疑這不是性別平權的時代嗎？怎麼還會有這樣的刻板印象？甚至一度跟實習老師表示不想再繼續讀護理了。但在實習老師楊佩菁（現為臺北三軍總醫院護理長）的鼓勵下，她問我：「你真的這麼快就要放棄了嗎？還有很多別的科別可以多嘗試啊！」謝謝她的挽留，讓我現在都還走在護理的道路上，想跟過去兒科與產科的夥伴們說，謝謝你們願意給男護生一個機會，讓我可以瞭解女性產後恢復的辛勞，學習評估產程的子宮高度，還有泌乳擠奶的技巧。

第二次萌生退意，挑戰加護病房護理師

身為男性護理師，我們還有一個與女性護理人員最大的不同，就是「服兵役」。我是末代一年義務役，在畢業前，考取了護理預備士官，先是瞭解戰爭時候，護理士官的職責與功能。隨後便分發到花蓮國軍總醫院神經暨一般內外科病房擔任護理士官，起初三個月，猶如每位護理人員的新人時期，每天延遲兩小時下班。

所有新人的病我都有，手腳慢、技術差、交班搞不清楚病人狀況、被冷嘲熱諷等等，我相信此時在閱讀這本書的你，應該都還依稀記得那段新鮮人臨床震撼與現實休克期，這是我第二次萌生退意，所幸蔡涵音護理長給了我足足兩個月的時間，才讓我開始正式獨立上線。

當時覺得苦，只有領一萬多元的薪水，照常輪三班照顧病人，根本不知道夜班費為何物，但現在倒是很懷念那段時間，當時的義務役可以直接與工作還有過去所學接軌。

完成服務護理士官工作後，多數同學選擇往各大醫學中心就職，而我則是在離家四年後因為思鄉，而選擇回到苗栗醫院工作。面試時，曾怡樺督導鼓勵我可考慮從病房護理師轉戰加護病房護理師，對每個一般病房出身的護理師來說，加護病房的印象就是，很多的機器（呼吸器、IV pump、生理監視器）、各式各樣的管路，還有學姐的「高壓電」，只要每次跟加護病房護理師交班，就準備接受白眼攻擊和語言輕蔑吧！就這樣我選擇親自去看看加護病房護理師到底在「跩」什麼，也受這樣的折磨而磨練了大半年，某天在 Facebook 上突然看到 Mit Job 在招募新加坡護理師，就這樣開啟了臺灣人赴星國之旅。

病房分成 ABC 三等級，還要考慮宗教信仰

Kiasu，閩南語「驚輸」，意思是「怕輸」，害怕事事落後於人。

你可能在新加坡電影《小孩不笨》聽過這句話，而我很榮幸在二〇一七年申請到新加坡KTPH醫院第二批臺灣護理師，看看獅城是如何成為東南亞國家學習的佼佼者，學習kiasu精神。一開始來到邱德拔醫院（Khoo Teck Puat Hospital, KTPH），醫院的核心價值是「Keeping The Population Healthy」，以及L. O. V. E.企業價值（Listen傾聽；Offer help提供協助；Give Value and Engage our patients給予病人價值與鼓勵參與自身照顧），是不是連醫院的Slogan都很有梗。

第一次看到醫院內有小橋流水的自然造景，頂樓更設置了空中菜園，讓社區民眾擔任菜園園丁（一部分的菜供給院內病人伙食，一部分的菜拿來義賣，一部分則回饋給園丁）。病房內也不亞於此，新加坡的照顧模式為全責護理（Total Care），家屬只負責探視，其餘照顧工作都是由護理團隊負責，所以護理工作人員有分成HCA（HealthCare Assitant）、EN（Enrolled Nurse）和RN（Registered Nurse）分工照顧。

新加坡的醫療已經是採取企業模式經營（L. O. V. E.企業價值），在這裡既是提供服務也給予專業醫療。你可能無法想像，在臺灣我們習以為常的健保病房，冷氣是標配，但在新加坡，病房分成ABC等級：A級病房為單人房，病人負擔百分之百的住房費用（每日約新幣四六六元，約臺幣一萬元左右），擁有獨立衛浴設備，提供冷氣與電視；B級病房為四到六人房，病人自付百分之六十的住房費用（每日約新幣八十至二五〇元，約臺幣一千七百至五千兩百元），其餘百分之四十由政府負擔，提供冷風扇，大家共用一個洗手間（我知道你現在會覺得在臺灣的我們有多幸福，健保資源有多美好）；而C級病房為八人房，只需要自掏腰包百分之二十（每日約新幣三十五元，約臺幣七百五十元左右），政府幫你負擔剩下的百分之八十，共用一到兩間衛浴，每床享有吊扇採自然通風，如果你的地理還不錯，可以知道新加坡靠近赤道，每個月的均高溫都在三十度上下，沒有冷氣，我不知道該怎麼辦。

這裡的醫療是結合酒店服務到家，每日護理人員會使用iPad詢問病人隔天三餐想吃什麼（肉類／主食選擇）？在這裡還需要考慮到病人的宗教背景，穆斯林病人的注意事項，曾有RN幫穆斯林病人訂到華人飲食（含有豬肉），導致病人當場情緒崩潰無法接受，發生醫療糾紛，曾在臺灣工作的我們鮮少考慮與處理病人的宗教信仰，與護理照顧是否有衝突，所以要來新加坡工作的話，此事不得不謹慎。

放棄永久居留權，只因奶奶需要我！

在新加坡工作期間，逐漸習慣「星式英文」：Makan already?（吃飯了嗎？）Don't be so paiseh! 除了我的英文口音已經轉向星式腔調，我開始習慣這裡室外熱到發慌，室內冷氣冷到發抖。

但家人始終是我的牽掛，與臺灣的連結是每兩到三天的視訊通話，而在某日，罹患阿茲海默症的奶奶身體開始出現中晚期症狀，大小便失禁、開始忘記最親的親人名字、住址電話、日夜顛倒，即使我們有來自印尼的外籍看護 Anna 幫忙日常照顧，但逐漸惡化的失智症狀，還是讓我非常擔心。

不希望在自己的生命中留下遺憾，我想了兩週，向當時在 KTPH 護理部擔任主任的 Ms Low Beng Hui 討論，他鼓勵我以家人為優先考量，也與我分享當初他也曾因照顧家人之故，從英國 RN 返回新加坡陪伴家人，之後再繼續前往英國的相似經驗，讓我更堅定自己的決定。但在當下，我確實非常猶豫離開是否為正確選擇？因為當時若願意在新加坡待上兩年，是有機會申請獅城的永久居留權。

我是奶奶帶大的孩子，當年邁的奶奶越走向阿茲海默症晚期症狀，長期臥床、吞嚥功能退化、慢性支氣管肺炎等等，我知道奶奶需要我，需要我回去幫她決定許多事（筆者為家中唯一醫療工作者）。在斜槓教練洪雪珍老師《失業教我們的事》新書發表會，有一段金句為「失業是要你轉彎，找到新的出路」，我則解讀為回到臺灣是要我轉彎護理生涯，思考家人身體的退化，如何用自己所學，回饋到家人身上。

在加護病房裡，我們時常習慣快步調、快節奏，著重抽血異常數值、眼睛盯著生理監視器上的心跳、血壓、呼吸、耳朵注意哪台機器發出的警報聲，卻忽略護理的本質是身心靈的全人照顧。奶奶則用她的疾病，幫我上了一課……。

除了長期臥床外，我更面臨華人文化中最重要的「吃」，各種不能餓到，到後來討論的「鼻胃管」。當時吞嚥功能已退化的奶奶，堅決表示就算吃不下也不想靠鼻胃管，而我又何苦違背她的決定？於是，我們踏上吞嚥復健之路，透過物理治療師、職能治療師與語言治療師照三餐排課程，讓奶奶可以繼續享受口腹之慾。當時我也與語言治療師學習如何拿捏食物的濃稠度，又能兼顧預防嗆咳、遠離吸入性肺炎的危害，讓我心愛的奶奶可以繼續吃著最愛的客家糕點與麵食。

最後，奶奶還是離開我們了，記得 Anna 曾問過我：「如果當奶奶叫不太醒時，送到醫院會更好嗎？她會醒來嗎？」

我說：「若送到醫院，則會有一套豪華死亡套餐——CPR、插管、用很多升壓藥物，四肢發紺，再由家屬簽署不施行心肺復甦術同意書，最後還是到達同一個生命終點。」這實在太殘忍了，在家終老是她的願望，我也要堅守她的希望。如何通過人生的最後一場期末考，是我們每個人需好好思考的問題。

我想去哪裡？通過美國大魔王考試

在奶奶走後，我又把重心回歸到自己身上，我想去哪？想做什麼？又或者說我想去哪裡當護理師？大學的時候，我曾參與一個「醫療機械工程」的交流課程，第一次瞭解機械手臂手術，如：達文西手術解決傳統手術所面臨的困境，並學習跨專業領域中，有物理系、機械系、廣告行銷、應用數學系與護理學系發表了前瞻性專案，運用達文西機械協助前列腺刮除手術。也與美國天主教大學護理系教授們交流到美國護理培養道路上，有非常擬真的模擬病人，可以真實地讓護生在身體評估上學到真實的表情、生命徵象、心電圖、抽血，甚至可以做到產婦生產寶寶的過程，而在 Medstar Washington Hospital Center 與在地 RN 交談中更瞭解美國醫療除了「貴」在費用，更是「貴」在專業分工上，在這家醫院，一個護理師照顧四個病人，有護佐與輔助護士協助臨床照顧，一週上班十二小時，每週上三天，休息四天。

我的部分親戚移居於溫哥華、美國加州，也常常分享在歐美國家護理師受尊重的程度是國內無法比擬的，這就是我的美國 RN 種子如何萌芽。但要赴美當護理師必須先通過大魔王 NCLEX 考試（美國護理師執照考試），從二〇一八年向紐約州護理局申請執照考試到收到准考證，需要足足消耗一年的等待期，中間還需要向海外護理學歷審核機構 CGFNS 申請學歷認證、臺灣考試合格、臺灣執業登記確認，而在 NCLEX 考試上，我前後考了兩次才通過，特別感謝黎巴嫩的護理師 Mohamad Younes 的家教輔導，在第二次考試以七十五題通過美國護理師執照（通過題數有個別性，最低為七十五題，最高則為兩百六十五題，由電腦判讀是否達到通過線）。

原本該於二〇二〇年就前往美國，繼續我的護理師職業旅程，卻也因為疫情而延宕。

今年對全球來說是個災難年，對醫護人員來說更是疲憊不堪，而堅守生死線的加護病房護理師，做好訪客管理、自我保護、加強衛生感染控制，已是我們的日常生活。雖然很多親友勸退我赴美的想法，但我仍想勉勵後輩，有些事現在不做，一輩子都沒機會做了。

記得NLP（Neuro-Linguistic Programming，神經語言程式學，一種心靈與行為療癒的潛意識治療）之父理查・班德勒博士的名言：「人的一生當中會發生好事，也會發生壞事。你無法控制會發生些什麼，但一定可以掌控自己的處理方式。」願你也能在職涯上勇敢選擇大冒險，給自己一個機會，看見耀眼發光發熱的那個你！

作者簡介

黃安嘉 Daniel Huang

護理師／RN

學歷這件事

二〇一五年 輔仁大學護理學畢業

資歷這件事

二〇一五～二〇一六年 花蓮國軍八〇五醫院護理士官服役於內外科病房

二〇一六～二〇一七年 衛生福利部苗栗醫院ICU

二〇一七年 新加坡邱德拔醫院 Khoo Teck Puat Hospital RN

二〇一八年～迄今 衛生福利部苗栗醫院ICU

值得嘴的事

二〇一二年 參加美國天主教大學醫療機械暑修學程，共同跨科系發表運用達文西手術改善TURP手術舒適度 The Catholic University of America Summer Program "Medical Robotic"；

二〇一五年 以跨文化護理探訪學生身分拜訪泰國 Assumption University 與越南 The National University of Social Science and Humanities-Hanoi in Vietnam；

二〇一七年 受新加坡邱德拔醫院護理主任選中，成為第二屆臺灣RN在新加坡；

二〇一八年 參與輔仁大學附設醫院加護病房管理；

二〇一九年 親自籌劃祖母居家安寧照顧與告別儀式。

給讀者的話

有些事現在不做，一輩子都不會做了。從 Kiasu 精神中保持與時俱進！

05

研究護理師，究竟為何物？

美國CRN **郭欣儒**

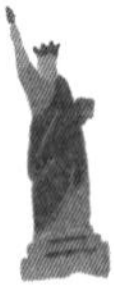

最令我感到有價值的是，看著那些罹患SMA的孩子，因為使用這些藥物治療後，開始踏出小小的一步，慢慢進階到走路，甚至跑步，能擁有正常愉快的童年生活，心裡的感動真的無法言喻。

老實說，我已經快要想不起來臺灣護理的模樣。從二〇一五年抵達美國後，我就開啟護理生涯的另一扇大門。

研究護理師，竟離我這麼近？

剛從北醫護理系畢業的我，跟大家一樣進入知名的醫學中心，從菜鳥護理師到可以擁有自己的名字，不再是被學妹學妹地叫著。但不知道為什麼，我對每天上班下班的規律生活，開始感到無趣。

我不是指腫瘤科照護工作無聊，如果追求刺激的人千萬走過路過都不要錯過腫瘤科，而是我的內心對於臺灣護理的了無生氣而感到厭煩，日復一日地重複發藥、交班，萬一不小心病人跌倒，還要被訓斥檢討到天荒地老。很幸運地，我有把我的無病呻吟告訴學姐（婷姐和花姐），她們可以說是我人生的大貴人，當時她們正在臺大護研所就讀臨床研究護理師組，一開始我也是光聽組名就覺得困惑，到底是臨床、研究、還是護理師？

為了解答我的疑慮，她們推薦我從「臨床研究護理師學分班」下手，在學分班裡，我確實獲得對於研究護理師（Clinical Research Nurse, CRN）的部分解答，臨床試驗聽起來是多麼高大上的名詞啊，居然不是那麼遙遠，其實在腫瘤照護上常常也是近在咫尺的距離，只是因為不理解而產生不少誤解。

醫療的極限必須透過研究來解決，但要如何在人體身上進行研究，又達到醫療的不傷害原則，這是一門學問，也無法單靠某一種專業就能完成這些複雜的人體試驗。

在我剛進臨床到現在已經超過十年的期間，癌症治療能有如此神速的發展，也是拜嚴謹的臨床試驗所賜，乳癌、肺癌、大腸癌這些常見的癌症，有了標靶治療的加入，病人的存活期和生活品質都大大提升，這就是我想貢獻己力的醫療工作。

在學分班也接觸到不少已經在臺灣業界執業的前輩們，但在臺灣CRN的薪水卻比臨床護理師的薪水少了一大半，這對於許多想轉換跑道的人來說，是不得不考慮進去的現實因素，所以在家人支持下，我決定出國去讀研究護理師相關的碩士課程，拓展眼界。

支持員工進修，還幫你付學費！

申請到紐約大學Clinical Research碩士學程，通常美國的Clinical Research program沒有只限定護理師才能報考，我碩士班的同學就來自五花八門的領域，包括藥廠的臨床試驗專員（Clinical Research Associate, CRA）、在醫院當臨床研究協調員（Clinical Research Coordinator, CRC），甚至也有醫生、牙醫或者藥師，只要對臨床研究有興趣都可以來就讀，跟臺灣很不一樣。

課程內容包括臨床研究的基本介紹、生物統計學、臨床試驗法規（federal regulation）、資料管理（Data management）、文獻查證（literature review）、研究倫理、流行病學、實證醫療照護（evidenced-based healthcare），最難的莫過於計劃書的撰寫（protocol writing），臨床試驗之所以嚴謹可信，有一個設計完整的計劃書絕對非常重要，因為所有的步驟都是按照計劃書所寫好的，這樣在不同機構或是國家執行時，才不容易產生差異性。

當然你還要完成兩個實習課程才能畢業，我覺得這樣很好，可以透過實習增加實際在美國工作的當地經驗，若有打算在美國找工作也非常有幫助。實習通常可以自己找有興趣的職位，或是透過學校老師幫忙安排，在實習後我就確定自己要留在美國工作了，不僅僅因為薪水高之外，還可以自由安排工作時間（不會有人預期你會偷懶摸魚），再加上時間壓力並不像臺灣這麼大。更重要的是，美國的醫院非常支持員工在職進修，甚至會讓你用上班時間去上課，也會幫你付學費，如果不想再花時間念一個學位，也可以選修幾堂有興趣的課程就好。

只要說服雇主，人人可當 CRC

從紐約大學畢業後，本來想直接進入藥廠工作，但因為美國藥廠通常不幫忙非美國國籍的人辦理工作簽證，並且想在美國當 CRA，通常會要求曾經有在醫院當過 CRC 的相關經驗。在幾次面試碰壁後，我改從醫院下手，尋找臨床研究相關的職位，在找工作的過程中，對於醫院裡臨床研究工作的多樣性非常驚訝，依據部門以及研究疾病的複雜度有分成CRN（Clinical Research Nurse）、CRC和RA（Research Assistant）三種。而其中只有CRN有要求必須擁有RN（美國護理師執照），其他無論CRC或RA只要大學是三類相關科系的都可以擔任（我認識的CRCs有的心理系、生物系或是化工系也有），只要說服雇主能夠勝任這個職位，人人可當CRC或RA！

一開始只想說先到哥倫比亞醫學中心，從底層當個研究助理（RA）開始，除了壓力比較沒這麼大之外，還可以一邊熟悉美國醫院的流程與環境，主要工作多半以數據和資料管理為主，當時應屆畢業生RA的年薪就有五萬美金左右（臺幣一百五十萬）。RA做了六個月之後我就轉當CRC，在工作上比較獨立還可以處理更多事務，包括解釋同意書（Informed consent）、量測生命徵象、幫病人做心電圖，收集並回報試驗藥物相關副作用，包括AE（Adverse Event）、SAE（Serious Adverse Event）、ConMeds（Concomitant Medications），或是打電話給個案追蹤居家情形，甚至可以做簡單的衛教，年薪就上漲至六萬到八萬美金左右（臺幣一百八十至兩百四十萬元），依據工作表現每年還會調薪幅度約百分之三至五。

但我仍然沒有放棄考取RN執照的念頭，取得執照後在同一個部門就直接升到了CRN職位，最大誘因當然是年薪的差距，大概一年八萬到十一萬美金（臺幣兩百四十到三百三十萬），每年調薪只是必備條件，不僅不用輪班，正常上下班時間，而且不分年資都是一年休假二十五天，病假一年最多六個月（憑良心請病假，一次請超過七天可能需要提供證明）。

說到這裡，你是不是有點羨慕這樣的生活方式與薪資水平，快把英文念起來，我可以，你也可以做到！

經手過的藥物成功上市，救治無數孩童

CRN的工作比CRC多了侵入性的治療行為，例如抽血、放置靜脈留置針、注射藥物評估病人是否有不適或副作用，因為專業的醫療背景通常都是由CRN負責藥品不良反應通報（Adverse Event or Serious Adverse Event）和收集各種醫療及病史和藥物史，如果試驗病人有緊急狀況，或是對研究藥物有任何問題，也是直接打給CRN通報或詢問，病人的抽血或是各種檢查報告結果，也是第一時間由CRN做初步的判讀。

我一天最多約兩個試驗病人回診，一個禮拜不超過三個病人，除非病人有較緊急狀況要回診才會加上第四個病人，其他時間可以整理病人資料、打電話追蹤病人、與藥廠溝通聯絡，或是做其他的相關事務。

很高興六年前的自己做了這個勇敢的決定，沒來過美國，我不知道原來有這種護理

工作這麼對我胃口，研究護理師的工作，除了可以發揮護理專業外，時時刻刻還可以學到不同的新藥和治療。

像我主責的工作是在研究一種罕見疾病「脊髓性肌肉萎縮症」（Spinal Muscular Atrophy, SMA），這是一種遺傳性神經疾病，嚴重型的出生六個月內會開始出現進行性的肌肉無力及萎縮，多數病人在兩歲前最終會導致呼吸肌無力死於呼吸衰竭，在二〇一六年以前，SMA是沒有藥物可以治療的，Spinraza通過FDA核准上市為這個疾病治療帶來一線曙光；二〇一九年美國又通過了基因療法Zolgensma（目前世界上最貴的藥，一劑兩百一十萬美金，我就不換算臺幣了，呵呵）；隔年二〇二〇年FDA又通過了Everysdi的上市許可，這些藥物都為SMA帶來更多的治療選擇。

看著曾經經手的這些臨床試驗，從零開始到後來被FDA核准上市，無疑地帶來許多工作上的成就感。但最令我感到有價值的是，當你看著那些罹患SMA的孩子，從原本會癱瘓甚至可能死亡的他們，因為使用這些藥物治療後，開始可以踏出小小的一步，慢慢進階到走路，甚至跑步，能夠擁有正常愉快的童年生活，而不是被迫困在病床或輪椅上，帶著無望離開這個沒有未來的世界，心裡的感動真的無法言喻。

我們每年陪著這些孩子健康長大，平安度過每一年的生日，這些對我而言就已經是馬斯洛（Maslow）金字塔中的自我實現吧！如果說之後有機會去藥廠做CRA的工作，我還會去嗎？我想應該不會，相較起來還是喜歡與病人互動。後來因為工作也認識了很多美國的CRA，他們大部分沒有固定的辦公室，每天就是坐飛機飛到各個不同的醫院去做site monitoring，可能這週在紐約，下週就要去舊金山，東西岸一飛就是六個多小時，能待在家的時間非常少。這跟臺灣不太一樣，畢竟臺灣比較小，一天臺北高雄來回還是有可能的。

一直很感謝在迷茫的時候，有人點了一盞明燈，開啟了我另外一條道路。研究護理師的工作不僅只是幫助他人，更能為他人帶來新的希望，而我自己也因為這份工作看見自己的價值，我會繼續帶著這份熱枕與成就感，堅持自己喜愛的專業。

作者簡介

郭欣儒 Cindy K.

紐約狂熱者

學歷這件事

飄泊美國的臨床研究護理師

二〇〇八年　政治大學附屬高級中學畢業
二〇一二年　臺北醫學大學護理學系畢業
二〇一五年　臺灣大學臨床研究護理師學分班
二〇一七年　美國紐約大學臨床研究研究所畢業

資歷這件事

二〇一二～二〇一五年　臺大醫院腫瘤科科病房護理師
二〇一五～二〇一六年　美國紐約大學牙醫學院實習研究助理
二〇一六～二〇一七年　美國紐約疼痛管理機構實習臨床研究協調員
二〇一七年　美國哥倫比亞大學醫學中心研究助理
二〇一七～二〇一八年　美國哥倫比亞大學醫學中心臨床研究協調員
二〇一八～二〇一九年　美國哥倫比亞大學醫學中心臨床研究護理師
二〇一九年～迄今　美國哥倫比亞大學醫學中心資深臨床研究護理師

值得嘴的事

紐約居大不易，能夠飄洋過海在這個生存競爭激烈的大城市生活將近六年，覺得這是人生目前最寶貴的經歷。

給讀者的話

勇於嘗試，不怕失敗。

04

歐嗨唷！Japan

日本留學生 **陳宥伶**

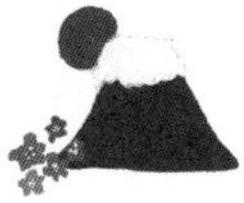

回首來時路，我不排斥臨床護理工作，反而比較難接受護理輪班制跟不公平的休假制度。

而我自己的個性也比較隨性，所以深知自己並不適合再回到臨床，也就沒花時間繼續摸索、探究……。

從臺大護理系畢業後，進入了人人稱羨的醫學中心外科病房工作。但我的護理生涯似乎走得不是那麼順遂，帶著學校裡教授的知識與技能，根本不足以應付臨床上的各種變化，又遇上護理職場常見的學姐霸凌文化等種種壓力之下，被稱為七年級草莓族的我，不到一年就毅然決然地離開。

因為這段話，讓我決定離職……

我永遠記得當時離職主管的那一句：「如果妳離職了，將來找不到工作，還是要回來護理這個老本行，會很辛苦的！」就是因為這段話，讓我下定決心要努力轉職。

老實說，當時小小的心靈確實會覺得這是恐怖魔咒，有許多人因這句話又默默決定待了下來，我不知道他們現在如何？如今回想起來，因為遇到這些挫折，讓我做了堅決離開的決定。人生是你自己的，快樂不快樂都是自己在承受，不要被任何人綁架了，更何況是毫不相干的這些陌生人。

後來，轉任做某教授的研究助理一年後，又輾轉到其它醫院的外科病房重拾護理工作，除了要輪值大夜班有點辛苦外，其他的體驗都比上一段經歷好很多，這裡的同事及工作環境，讓我看見護理職場不是都如此冷酷、血汗。

對於護理臨床工作的內容，我其實並不排斥，但長久上大夜班對於身體無形的傷害是我所擔心的事，一次偶然的機緣下，踏入了一個當時算是新的領域「臨床試驗」（clinical trials）擔任研究護理師，進而接觸到人體試驗委員會（IRB）的運作模式，以及生物製藥公司的臨床試驗與CRO（Contract Research Organization）之間的供需關係，也瞭解許多相關職位，例如臨床試驗研究專員（Clinical Research Associate, CRA）。

決定到日本留學，教你如何申請研究所！

二〇一一年申請前往日本留學，而在二〇一一年到二〇一六年的留學過程中，奠定了之後成功轉職到日本的一個基礎。想要出國留學，第一個首要條件絕對是語言能力，所以在留學前，先確定自己的日文程度能通過日文檢定，這些證書對於申請日語學校非常有幫助。而我在申請語言學校之前，通過了日文檢定二級，進而順利申請到日語學校就讀。

在第一年的語言學校課程裡，老師會針對個人選擇來日本讀書的目的，進行個別輔導。由於我當時是希望就讀日本大學的研究所，所以老師除了教導日文的之外，也協助我們聯絡日本大學的教授。

至於如何找教授？跟其他國家類似，先利用自己有興趣的論文題目或關鍵字，搜尋到哪位教授有相關研究或是論文發表，由學生主動寫e-mail與潛在的教授聯絡，日本大部分的教授工作效率很高，很快就會收到回信。若教授也對你有興趣，就會邀約面對面會談（interview），一切都順利的話，就可以拿到內定研究生的資格，這時候就可以跟學校申請以研究生的方式入學，在教授的研究室準備研究所入學考試。

在第一次研究生入學考試，我其實沒有順利通過。只好進行 B 計劃，再次回到護理系的懷抱，多了一年的時間努力地準備入學考試，我以第二名成績順利考上研究所。在兩年研究所的歲月中，仍少不了的就是實習學分，由於身為外國人又無日本護理師執照，所以只能在茨城縣筑波市當地的地區醫院見習了一週，這一週的見習也讓我發現日本跟臺灣護理臨床存在著許多不同之處，對於日本臨床護理工作也更有概念。

與臺灣不同，醫院分級制度嚴謹

臺灣的醫院像是「百貨公司」一樣，內科、外科、婦產科、急診科、精神科等等，各種專科應有盡有。

日本的醫院則是以特定專科為主，像我實習的醫院就是筑波市地區指定急救醫院，不接受婦產科跟精神科的患者，而且日本醫院分級很嚴苛，沒有轉診單是無法在地區級以上的醫院掛號，更何況是大學附設醫院。沒有陪病證也是無法任意進入醫院，而且在日本病房是禁止家屬二十四小時在旁照顧病人，所以大部分的照顧都是由護理師還有護理師助手來照顧，根據醫院護理督導的說法，是因為考量兒女都要上班，無法請假在旁照顧家人，所以由醫院全權照護。

由於日本是一個集團主義的社會，在職場工作也是一樣，上班就會分A組跟B組互相輪流休息，所以每個人午餐時間都可以休息一個小時。此外，日本護理界也是嚴重缺乏人力，所以發展出一種很畸形的班表——小夜跟大夜班一起上，共十六小時，中間會有一兩位人力支援下午五點到晚上九點的尖峰時段（想必日本不吃《勞基法》這套）。

在這十六小時的上班時間內，護理師可以在中間小睡一到兩小時，然後上三天班再休息兩天，簡而言之，就是上兩個白班搭配一個夜班；上一天，至少休息兩天之後，再繼續上白班。但你下次的班表有可能是白班，也就是臺灣俗稱的花花班，幾乎很難看到像臺灣這樣可以一次包一整個月的大夜班或小夜班。

當然，辛苦是會有代價的，一次夜班津貼據說有日幣一至三萬（換算成臺幣也是約一萬元左右）。研究室前輩靠這樣的薪水再加上兼差夜班的工作，來維持生計，闊綽之餘還可以一邊攻讀研究所。在日本，護理師薪水條件雖然優渥（據說東京醫院的護理師薪水高達日幣三十至五十萬左右，依照地區、科別、每個月加班時數，還有個人年資等級有所不同，東京的薪水是全日本最高），但是工作卻相當辛苦，我個人相當排斥十六小時的長工時夜班。

多方嘗試，終找到符合個性的工作

在日本結束留學生活後，我一心只想從事跟臨床試驗相關的工作，在日本就職未果，轉而回到臺灣順利找到CRA的職缺。臨床研究專員的工作內容，對我而言並不陌生，由於之前有研究護理師的經驗，對於有護理背景的人其實入門相當容易，因為受過專業的護理教育的護理人員，都具備要如何正確地閱讀及書寫病歷，以及使用醫療專業用語的能力。

唯一比較困難之處，就是面對醫院端的人體試驗中心（IRB），每次在提交研究案審查資料跟回覆意見上，都需要花很多心思，另外面對不同醫院的研究護理師，也需要花很多時間溝通，來建立雙方的互信合作關係。

在臺灣有為數不少的CRO公司，包括臺灣本土廠商、外資企業跟日商公司，由於有日本留學經驗，順利地從臺廠CRO轉職到日商CRO。即使是在日商公司，但主要語言仍是以英文為主，所以難免與自己的期待有小小落差。

我後來嫁給了日本人，被迫遠距離，因此內心還是希望有朝一日能回東京工作，就這樣終於等到了機會。某一次公司主管提倡人員海外工作資歷，我就提出到東京工作的要求。與總公司面談後，順利進入東京擔任專案經理的助理（Associate Project Manager）一職。雖然跟CRA工作內容不盡相同，這個工作內容較偏向於臨床試驗的聯絡調整與財務管理方面的範疇，也是一種新的嘗試與學習。

回首來時路，我不排斥臨床護理工作，反而比較難接受護理輪班制跟不公平的休假制度，而我自己的個性也比較隨性，所以知道自己並不適合再回到臨床，也就沒花時間繼續摸索和探究。

尋尋覓覓之後，總算是找到一個符合本性的護理相關工作，我很開心自己有多方嘗試，如果當初仍死撐在臺灣護理臨床，不知道現在的自己會變成什麼模樣？我深深確信具有護理專業的我們，除了醫院裡最熟知的護理工作外，未來職業生涯之路是非常遼闊，這也就是為什麼本書的總策劃邀請大家寫出自己的故事，介紹自己的工作讓後輩參考，相信每個人都可以策劃屬於自己的一片天地。

作者簡介

陳宥伶 Nina Chen

#臨床試驗專員

東京上班族、曾經是外科病房護理師

學歷這件事

二〇〇四年 臺灣大學護理學系畢業
二〇一六年 日本筑波大學護理研究所畢業

資歷這件事

二〇〇四～二〇〇五年 臺大醫院一般外科病房護理師
二〇〇六～二〇〇七年 新光醫院一般科病房護理師
二〇〇七～二〇〇八年 臺大醫院心臟及胸腔外科護理師
二〇〇八～二〇〇九年 臺大醫院骨科主任辦公室專任研究護理師

值得**嘴**的事

二〇〇九年 共同研究論文發表：Predictors of Effectiveness of Taping in the Treatment of Patello femoral Pain Syndrome' AAOS(American Academy of Orthopedic Surgeons)；
二〇一二年 通過日文檢定一級；
二〇一四年 以第二名成績考上筑波大學護理系研究所。

給**讀者**的話

諦めずに努力すれば、きっと報われる（永不放棄努力下去，終將會有回報）

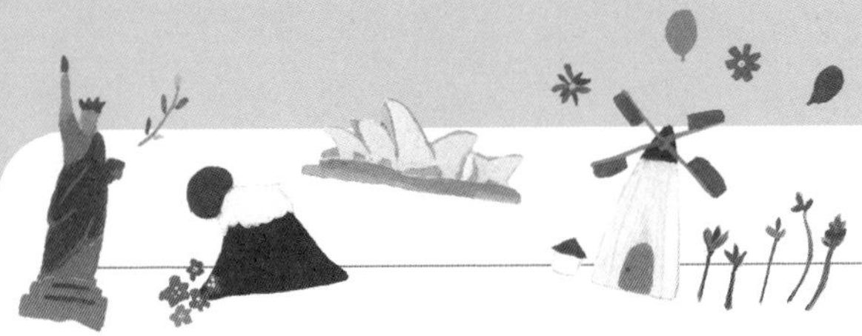

PART 3

護理好朋友

神隊友，一個都不能少

醫院的工作中沒有人是英雄，大家運用各自專業，在不同面向上共同為病人付出。醫師仰賴護理師細心並且完整的評估、對於身邊家屬照護者壓力的探知、常常幫忙提醒一些潛在被遺漏的醫囑；而醫師分享自己專業上的判斷，與護理師共同學習成長。

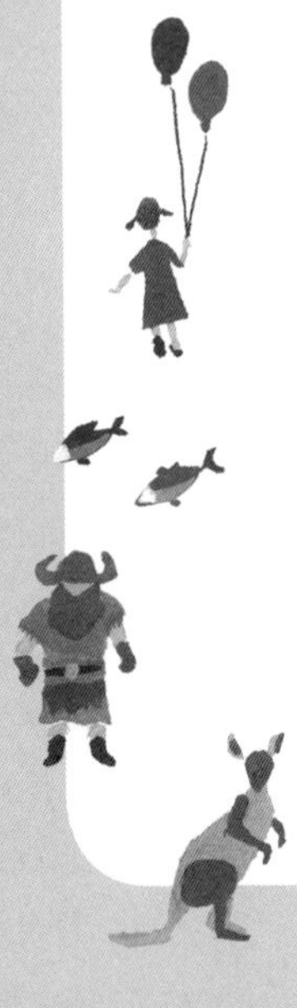

01

我們都是這樣長大的！

主治醫師 **邱倫瑋**

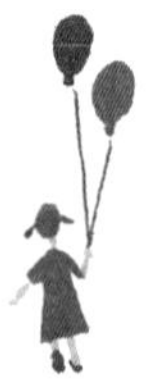

熟悉的護理同事背影，小心翼翼地替病人將病床旁的護欄輕輕拉起。這個世界上，除了母親對嬰兒的眼神外，再也沒有比這幅場景更溫柔了。那幅畫中護理剪影，瞬間讓我瞭解住院醫師的價值之所在……。

一晃眼，二十年前還是個菜鳥實習醫師的我，竟然已經成為獨當一面的血液腫瘤科主治醫師。我覺得護理師的養成教育其實和醫師很像，臨床醫療工作的能力都是一點一滴累積而來，沒有人一畢業就知道怎麼看病或是照顧病人。

面對病人的情緒、病痛時，第一次都不知所措，只能透過一次又一次的處理，嘗試理出頭緒或是找到切入點，在做中學的過程裡，需要快速累積經驗，又不會傷害病人的前提之下，無形的壓力不言而喻。

面對第一次急救，竟得創傷症候群？

對醫護人員來說，病房裡最大的事件，莫過於病人突然間需要急救。即使每一位醫師被要求進入臨床實習前，都得先取得急救加護資格的證照（Advanced Cardiovascular Life Support, ACLS），才可以進入臨床實習的工作，但證照就只是證照，當事情發生的當下要保持冷靜實屬不易。

猶記得同學們仍在學時，就流傳著一個個實習醫師遇到病人急救的故事，這些故事就成為同學言談之間最害怕碰到的事情之一。你或許會好奇醫院裡不是有著大大小小的醫師，包括主治醫師、專研醫師（fellow doctor）、總醫師、住院醫師、實習醫師與實習醫學生，但大部分的時候，病房護理站裡面只有住院醫師與實習醫師，其他醫師不是在門診、手術房，就是在檢查室。若住院醫師剛好離開病房，整個病房的病人安全就落在實習醫師的肩膀上了，壓力不可謂之不大啊！

接下來要跟大家分享同學間流傳的故事——幾十年前的某一個中午，住院醫師湊巧離開病房去用餐，偏偏這時候082房突然發生騷動，護理師大叫急救，因為病人突然沒了呼吸，接下來的畫面不難想像，整個護理站的人一窩蜂衝了過去，急救車也跟著跑了起來。

此時，一位稚嫩的男生穿著極短版的白色醫師袍（醫師袍越長代表年資越深），低著頭默默地往護理站外的電梯口移動，他以為沒有人看到他，也不認為自己可以在這個混亂中幫上什麼忙，突然護理長大叫一聲：「你是實習醫師嗎？還不快過來幫忙，要去哪裡？」

這位年輕醫師滿臉驚恐地說：「我……我……我正要去領便當……。」想當然爾，病人的急救才是當務之急。

這個故事的真實性至今仍是個謎，但醫學生們討論的重點都在這位實習醫師的理由，大家認為怎麼會用「領便當」做為脫逃的藉口，再怎麼慌亂應該還是要說去上廁所嘛！可見真的方寸大亂。

參與第一次急救的壓力確實很大，若是沒有資深醫師在旁坐鎮，很可能會經歷創傷症候群（Post-traumatic stress disorder, PTSD），因為就算是資深醫師也不能保證在每一次的急救都可以順利救回病人，更何況是年輕的醫師們。

非常幸運地，我的第一次急救經驗是由一位第二年的住院醫師，一步一步帶我走過，建立了我的信心。當然，急救病人的過程，有許多護理師在旁協助，讓我知道不是一個人承擔著這一切，我們是一整個團隊。

住院醫師與護理師的革命情誼

在成為主治醫師之前，有一段不短的住院醫師歲月，住院醫師名符其實就是「住在醫院」的醫師，至於要住多久，平均約三年，視科別而異。

你問我為什麼要住在醫院呢？我覺得可能是這個名字真的取得不好，英文的住院醫師稱為「resident」，如果把它丟到英文字典裡，除了可以翻成「住院醫師」以外，另一個中文翻譯為「居民、住戶」。而幾乎所有病房的值班都是住院醫師負責，一個月平均有三十天，住院醫師除了白天的工作外，平均每三天就要輪值一次夜班，算一算每個月有十天都住在醫院裡，若簡單的以每日工作八小時來計算，就是一個月要上四十四天班，這樣的工作，幾乎是住在醫院裡了。

病房裡的大小事都歸住院醫師所管，千奇百怪，包括發燒、肚子痛、胸悶、吸不到氣、小便解不出來、剛吃進肚裡的藥吐出來了、心律不整、血壓突然量不到了、傷口又滲血、急救、從急診轉住進病房的新病人、病人吵架等，各式各樣的情境，你想得到跟想不到的，天天都在醫院上演！

在這樣的朝夕相處下，住院醫師與病房護理師只要沒有發生過衝突，結下梁子，通常會建立起不錯的革命情感，可媲美軍中同袍的生死患難。記得多年前的某一晚值班，不知道到底是誰偷吃了鳳梨或是鳳梨製品，大家幾乎忙到整晚都沒有休息，嘈雜的病房經過一夜的奮戰，終於歸於寧靜。

當我寫完病歷記錄坐在護理站裡，神智其實已經不清，牆上時鐘提醒我已經五點了，只剩下不到三個小時就可以休息。正當心裡嘀咕著自己的運氣怎麼這麼背，居然忙了整晚沒辦法休息，眼睛呆滯地望向前方病房的窗外，旭日竟然已經東昇。

就在此時，我在病房裡看到了一幅最美的風景，是一個熟悉的護理同事背影，映著旭日的晨光，彎著腰，小心翼翼地替病人將病床旁的護欄輕輕拉起，深怕吵醒仍在熟睡的病人。這個世界上，或許除了母親對嬰兒的眼神外，再也沒有比這幅場景更溫柔了。那幅畫中的護理剪影，瞬間讓我瞭解住院醫師的價值之所在，除了扛起夜間病人的身家性命，也是護理師同事的堅強戰友。

是護理師替他洗的澡！

回想自己在接受醫師專業養成的過程中，有好幾位病房的護理師，對我影響深遠，其中有兩位目前已經是資深護理師，仍然在病房的工作崗位上兢兢業業。

廖護理師雖然是資深的病房護理師，個性十分安靜、沉穩，毫無架子，照顧病房病人有條不紊，很少見到她在護理站內坐著無事，大部分時間都在病房忙進忙出。曾經有一位肺癌病人因為癌細胞轉移到腦部，病人的反應變得相當遲鈍，終日臥床、便尿無法自理，雖然有兒子和看護一起照顧病人，但因為病況變化有時候照顧者都不太敢自己幫病人洗澡，擔心一不小心又加劇病人的病況，弄巧成拙，這樣的太過小心，讓病人快二十天沒有好好洗個澡。

某天我踏入病房，映入眼簾的是梳妝整理過的病人，精神看起來挺不賴的，也相當清爽舒適，細問之下，兒子非常感激地告訴我：「那位廖護理師在照護空檔時，提議要幫我爸爸洗澡！」於是乎，一群人就將病人推到洗澡病床，好好的ＳＰＡ了一番。

那天還是一般的工作日，對護理人員來說是較為忙碌的日子。我可以理解為什麼病人會身心舒暢，想想我要是一日不洗澡，就覺得全身不暢快，何況是這位病人已經這樣躺了這麼多天。我常常在想，護理系是怎麼樣教出這麼溫暖又兼具同理心的護理師？或許其實是她的個人特質，讓她如此地善待病人？

「你自己心裡決定！」一句話敲醒夢中人

另一位林護理師也是同一個病房的資深護理師。她與廖護理師的個性差異甚大，是一位非常直接、個性單純、很好相處的工作夥伴。

猶記得我在住院醫師第二年的時候，每次夜間值班被叫起來都免不了一臉疲倦，當她發現某位病人症狀改變，請我至病室評估時，老實說還帶著睡意的我不免嘴裡嘀咕著，想說去看一下病人，當下覺得病人還好，就要回值班室繼續休息。她見我無進一步的指示，直接叫住我：「邱醫師，你沒有要做些檢查嗎？」

我回她：「我覺得⋯⋯。」

我們一來一回，僵持了一會兒，這位林護理師眼見說服不了我，直接語氣兇兇地留下一句：「邱醫師，反正我已經跟你說病人不對勁，要不要處理，你自己心裡決定！」

這句「你自己心裡決定」的「心裡」確實把我從疲倦中敲醒，雖然那時只是第二年的住院醫師，但是在醫院裡，醫師有著如同軍事將領般無可質疑的特權，這些特權除了來自於病人與家屬的尊敬以外，也是護理師所給予的。

但持有這樣特權的前提是「醫師必須站在病人的立場，替病人爭取最大的權益」，如果這個前提不見了，這份特權也將隨之消失。當她告訴我，要我自己決定時，我可以感受到她對我處理態度不滿意，當時我十分驚訝她只是第五年的護理師，卻會站在病人的角度，據理力爭病人的權益，讓我由衷敬佩。至於這個病人的細節，我已經記不得了，但是這個被提醒的感受，二十年來深深烙印在我心裡。

現在每當我經過病房，看見林護理師忙進忙出，指導護理學弟妹，聽她直腸子式的說話模式，我就會想起這件往事，也會覺得這個病房有這位林護理師，病人就安全了。

我非常幸運地，在我非常年輕的時候，就認識這兩位善良正直的護理師，感受到她們對病人的好，將護理精神以不同的形式展現，不只照顧病人、也影響後進的護理學弟妹，甚至是年輕的醫師。

這是護理，不是醫治

亨利．卡普蘭醫師（Dr. Henry Kaplan）是何杰金氏淋巴癌治療發展的靈魂人物，他一生為癌症的治療而奮鬥，卻不幸也死於癌症。瑪琳．奧哈拉（Maureen O'Hara），卡普蘭醫師最親密的護理同事，一輩子工作的戰友，在他過世的前幾週，肩負起照顧他的護理責任。卡普蘭醫師對她說：「你們護理師總是擁有所有的法寶！」（You nurses have everything.）、「妳在十分鐘內對我所做的護理照顧，緩解我癌症病痛的程度，遠遠超過我所有醫師朋友在數個月中的努力。」（You have done more to make me comfortable in ten minutes than all my physician friends have in months.）

奧哈拉護理師回答他：「因為這是護理，不是醫治！」（That is because this is nursing, not doctoring.）、「護理師是日日夜夜與症狀為伍的！」（Nurses deal with symptom management. That is our bag.）而卡普蘭醫師回答她：「這是我這輩子第一次瞭解其中的差異。」（For the first time in my life, I understand the difference.）

希望我們的醫療工作者，也能在進入臨床工作之前，就能從卡普蘭醫師最後生命的體會，瞭解其中的差異，進而一起合作，為病人的最大利益而努力，希望將本篇文章獻給我生命中的這些護理朋友們。

註：最後一段文章裡所引用的對話源自《*Henry Kaplan and the Story of Hodgkin's disease*》一書，該書作者為Charlotte DeCroes Jacobs，節錄自最後一章〈*Dying Adagio*〉，頁三九六。

02

營養師，我到底可以吃什麼？

營養師 **馮馨醇**

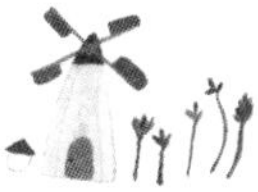

從一開始的志不在此，到現在能有幸在腫瘤病房體驗這麼多他們的故事，病人總是一次又一次教會我，吃在生命的最後，也許不完全是為了自己。在這一刻，食物是傳達家人的付出與寄託。

「中秋節快要到了！提醒各位民眾，多吃一個月餅，等於多吃一碗飯。特別是有血糖問題的民眾，更要注意，千萬不要吃太多哦！」新聞橋段中，身著白袍的營養師，提醒著民眾不要吃太多應景美食。

營養師養成，正在一步步累積

你們以為營養師就是穿著白袍，輕鬆地站在螢光幕前教育民眾？這樣的營養教育，是最容易發揮功效的捷徑，而衛教確實是營養師工作的一部分。傳達給民眾的知識，越簡單越好，所以熟悉的形容，具體表現至生活是最容易成功的衛教，營養推廣對減輕醫療壓力甚至是健保壓力，有著極大的好處。

這也是營養師很重大的使命之一，因此在生活的各處特別是佳節時刻，營養師澆熄民眾品嚐應景美食的角色越顯重要。還沒走上這個行業以前，從來不曾思考過有沒有人天生適合當營養師，而過去的我和大家對營養師的瞭解，著實也是相去不遠。

從小到大的我就是個「差不多小姐」，念著一個差不多的高中，考著差不多的成績，沒有考到差不多的大學，誤打誤撞進入了營養系，還是繼續這樣差不多的哲學，卻不知道哪來的自信，覺得自己未來會過著充滿任何可能的人生。

剛上大學，憧憬著過去師長說道「由你玩四年」的生活，並沒有降臨在我身上，忙碌體驗大一課程的我，始終不明白手裡夾著豬腸論斤秤兩，揉著有鹽沒鹽的發酵麵糰，手裡打發蛋白的實務課程，和營養有什麼相關？陌生的化學式、基礎的人體生理構造，疾病飲食調整，營養師的養成，慢慢在課程中一步一步地累積。

大三升大四的暑假，營養系學生必須到醫院實習，想要營養師證照，就得從實習開始。而醫院的排名全由成績決定，由於差不多的學習，成績不出色的我卻意外進入大醫院，一開始醫院讓我充滿好奇與想像，但三週的廚房實習，感受到兼顧營養的菜單，卻常落下賣相不佳的印象外，廚工往往一言不合就拳腳相向，不打個落花流水不罷休的態度，更是開了我的眼界，營養師總得勸勸架、當當和事佬，說說兩句「不要再打了！」就在這樣的瞬間，讓差不多的我肯定，營養師不是我的夢想。

我能為末期病人提供什麼？

即使往後實習的日子，在威風凜凜的臨床營養師身旁跟前跟後，經歷第一次照顧病人的喜悅與成就，廚房的現實面，依然打響我的退堂鼓。偏偏緣分就是這麼妙不可言，研究所快畢業時，首選的工作因為語言能力未達要求而錯失機會，遭受打擊的我，抱著失望萬分的心情，告訴自己，反正自己去哪裡都沒有機會吧？醫院一定也不會要我的心情來應徵，知道自己錄取的當下，沒有喜悅、沒有興奮，因為我知道在這裡的未來，一定非常辛苦。

正式工作後，我被分派到腫瘤科病房擔任首席營養師（就一席而已，所以人人是首席XD），腫瘤病房又舊又老、雨天還會漏水、時不時會飄出屎臭味、尿騷味、腫瘤傷口異味，搭配傳來的哭喊聲、哀戚低鳴聲、喊痛聲，這就是我對腫瘤病房的第一印象。還沒有時間思考太久，自此之後，就開始了每天忙碌的腫瘤營養人生。

大家一定很好奇，營養師在醫院要做什麼？許多疾病都會影響到腸胃的表現，或是有些手術後、加護病房甚至於腫瘤病人，因為功能上的變化影響生理，臨床營養師要評估適合他們的飲食組成。若是疾病造成腸胃道的狹窄，飲食也可能需要調整；而在大腸的糞便量，也與食物組成關係緊密，總之腸胃道的一切都與我們有關，臨床營養師，就是針對病人調整、評估和教導適合他們疾病狀況的飲食。

一開始陌生的醫護、陌生的病房、陌生的營養照顧，每一天在病歷上查詢當日要看的病人，望著這些末期的病人，思索著自己能為來日不多的他們做些什麼？能給他們吃什麼？能為他們改變什麼？

在每次病例中，建立起腫瘤營養小天地

記得第一次看到小恩時，其實有點嚇到，僅多我兩三歲的她，被困在這裡，這麼年輕的生命，怎麼就要開始面對死亡這個沉重的議題？

身旁照顧的媽媽，花白的頭髮、疲累的神情，看到我的到來勉強擠出禮貌性的微笑。

小恩身上囂張的腫瘤，已經爬滿了她的腹膜，常常喊肚子疼痛又不能吃。虛弱的她躺在病床上，用無力的眼神看著我，彷彿在告訴我，她不瞭解我的來意。媽媽解釋著：「很希望小恩可以多少吃一點，每天看她什麼東西都不能吃，真的很捨不得。」

華人「民以食為天」的觀念，這時更彰顯其重要，也是在病房工作才能有這麼深刻的體會，而家屬只能看著自己親愛的家人，不吃不喝也無以為力。課本上從來不曾教導我怎麼體會病人的不舒服，而我也從來沒有這樣的經歷，我不能體會她到底有多痛！

透過和護理師的討論，我開始有點概念了，這就是腫瘤引起的癌症疼痛，這就是嗎啡藥物引起的嘔吐感，一點一滴拼湊起腫瘤營養小天地。小恩最終還是離開了，在我尚未成長茁壯以前，我永遠忘不掉最後一次去看她，仍舊因為吃不下，媽媽擔心不已，而這次我決定不再告訴家人如何讓她進食。我轉身告訴媽媽：「小恩現在肚子一定很脹，一定很不舒服，如果吃不下，我們就不要勉強她了吧？」說完這句話，餘光看到小恩頓時鬆了一口氣，緩緩地閉上眼睛，那個瞬間至今仍讓我印象深刻！

在最後路上，享受讓她開心的食物

在腫瘤病房穿梭的日子，遇到形形色色的癌症診斷，營養問題千奇百怪，總是脫離不了營養不良。有一個和我同姓的馮叔叔，曾經這樣說：「我以前覺得喝水是這麼自然的一件事，可是現在卻連這麼簡單的事都做不到了。」當下我的內心感慨萬千。

另個很愛喝碳酸飲料的失智奶奶，每次去看她時，汽水奶奶總是會拉著我，問自己可以吃什麼，其實她最想要的東西，就是每天飯後的那瓶沁涼的汽水，在我的腫瘤營養專業中，汽水從來就不會是禁忌食物，有了我的背書，奶奶在最後這段路上可以盡情享受讓她開心的食物，但我還是擔心過多的汽水會讓長期臥床的她脹氣問題變嚴重，所以每次還是嘮叨，要她不要喝太多。

某天清晨，經過病房，恰巧迎來奶奶的女兒，她對著我深深一鞠躬，告訴我奶奶在今天早上已經安詳辭世，感謝這段時間我對她的照顧，我突然鼻頭一酸，突然可以理解為什麼護理師朋友常常在 Facebook 上寫出洋蔥滿滿的文章，只要真的投入過，對於生命的逝去總是難以承受。

食物在生命最後，是傳達家人的付出與寄託

每次看到癌症病人在醫院裡被家人奚落不吃東西，那種無助的神情，我其實很能理解。不是照顧過癌症病人的人，很難體會那種「該吃卻不敢吃」的矛盾心情，每次勉強進食後帶給他們的不舒服，遠遠超過進食的愉悅感。

身體代謝改變的摧殘，以及不正確的食物選擇，讓他們努力吃得徒勞無功，體重不增反降的灰心，影響著治療的病人及家人。我能做的，就是給病人與家屬正確的癌症營養衛教，我總是期許自己可以給他們更多，所以努力去探究更多相關的專業知識，才能

給他們最好的照顧。

聽著05房大哥說著，開完刀恢復後要教我打高爾夫球，說著自己在球場上的意氣風發；09房腹水的肝癌病人，極度注重自己的營養，整天抓著我詢問自己吃得夠不夠，堪稱是營養的模範生；愛美不想變胖卻又擔心自己過瘦的大腸癌阿姨，每次問起問題總帶著無辜的神情，不是怕體重變輕被醫生罵，就是擔心自己吃太多身材又走樣；因為灌食會引發疼痛，然後脾氣大暴走的叔叔，有個貼心不怕麻煩的女兒，願意每個小時一點一點幫爸爸灌食，這些都是腫瘤病房裡每天在發生的真實人生。

從一開始的志不在此，到現在能有幸在腫瘤病房體驗這麼多他們的故事，病人總是一次又一次教會我，吃在生命的最後，也許不完全是為了自己，在這一刻，食物是傳達家人的付出與寄託。這些使我強大的故事，讓我清楚，醫院的工作中沒有人是英雄，大家運用各自的專業，在不同面向上共同為病人付出，提升病人最後生活的美麗痕跡，即使最後病人仍然不敵癌症侵犯，但回想起最後那段歲月，我們還是可以用他最愛的食物滋味細細懷念，我們用食物拼湊的不只是人生，還有最後那段歲月，用食物積累情深而意切的愛，在癌末的倒數裡，談論與死亡無關的議題，掛起微笑，對迎面的臉孔說：「你好，我是營養師！」

03

護理師的神隊友

資深照顧服務員 **黃華英**

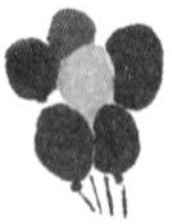

職業無分貴賤，價值都是人帶著自身秉持的成見所投射出來的。而我的價值取於自己是不是認為在做心安理得的事，至於住民們能同時感受到幸福，那就是我最大的成就感來源。

在我的那個年代，經歷過臺灣省戒嚴令的時代，我不是打錯字，那時候臺灣確實是被當成中國的一個省分。但今天我們不談政治，交代這樣的時空背景只是讓大家有點概念，當初的社會風氣「重男輕女」、「男尊女卑」都是我們從小到大根深柢固的觀念。

重男輕女的年代，女孩只要相夫教子

我的爸爸是一位在當地很有名望的中醫師，哥哥們各個都被培育成另一個中醫師，至於我和我的姊妹，大人都說女生不用讀那麼多書，以後長大找個好人家嫁了。就這樣，我找了個好人家嫁了，在那些青春時期沒想過自己以後會有什麼樣的專業或成就，只知道好好地在家相夫教子，就完成自己人生的任務了吧！

一九九四年，正值政府分階段實施醫藥分業，本來在藥廠擔任業務專員的先生失業了，因為他過去所服務的對象都是醫師，在醫藥分業之前，醫師有絕對的開立處方權，而藥廠業務在那時候相當重要，因為他們必須跟醫師介紹自家藥物。

先生是我們全家的一家之主，當然也是經濟支柱，那時四十二歲的他和三十九歲的我，身邊還有正在求學的四個孩子，錢要從哪裡來？

中年轉職對於先生相當不容易，因為學歷不高的我們，沒有所謂的一技之長，開始考慮做小生意，擺攤賣雞排撐過一些時日，小朋友都很乖，下課也會自己到攤販那裡寫作業，從來不需要我們操心課業上的事。

就這樣十年過去了，孩子漸漸長大，其中一個女兒就讀臺大護理系，畢業後也進入了大家稱羨的大醫院工作。某天，她突然給我一個照顧服務員（亦稱照服員或看護）的應徵表，問我有沒有興趣轉職，畢竟每天將近十二小時守在攤販工作時間實在太長了。

鼻子充斥排泄味，彷彿身體被掏空

我開始參與相關照服員訓練，拿到執照後進入醫院工作，一開始也是從一對一的看護做起，待遇其實不錯，扣除繳給公司的百分之二十之後，每天可以拿到一千八百元，對我來說，這樣的薪水相當優渥。

但我幾乎是二十四小時需要待在個案旁邊，協助他活動、清潔身體或是進食等等，但個案休息時，我也可以趁機休息一下，有時候遇到很好的雇主也會覺得自己的工作很有價值，因為他們都很感謝我把他們的爸媽照顧得很好。唯一缺點大概是我跟家人相處的時間減少了，我其實很想念他們，要不是因為需要分擔家計，我也不希望做二十四小時的照服員。

當兒女都出社會後，家屬經濟重擔頓時減輕不少，輾轉得知北部某護理之家有在應徵院聘的照顧服務員，我很好奇，那會有什麼不一樣？為了有更多時間跟家人相處，選擇去試試看這樣院聘照服員的工作。

以前照顧一位病人，換尿布的頻率一天頂多八到十次，多半是尿液，一天最多兩次是更換有糞便的尿布（除非腹瀉）。但在護理之家的我，幾乎每個小時就得聞一次那樣的氣味，沒想到三個月下來，居然不知不覺就瘦了五公斤，上班期間吃不下飯、睡不好覺、鼻腔裡不時縈繞著尿布裡排泄物的味道，再加上協助長者活動，對於身高只有一百五十公分的我來說，其實是相當辛苦的事。有的阿公、阿嬤體重超過一百公斤、身高超過一百八十公分，在他們面前，我得更加小心翼翼，深怕一不小心，我跟他們一起跌趴在地。

每天下班整個人就像是被掏空的柱子，回到家、洗完澡，只剩下呆坐在沙發上的能力。腳又痠、又痛，也顧不得自己的靜脈曲張，日復一日重複著一樣的工作，但我很感謝我的家人總是會幫我分攤家務，也感謝我的老公總是風雨無阻地載我上下班，讓我在工作之餘看起來像是皇太后，這也是我人生中最美好的小確幸。

被海 K、被咬，照服員的恐怖故事

三個月後，開始漸漸找到工作的步調，一如古人說：「如入鮑魚之肆，久而不聞其臭。」這是真的，又或是嗅覺疲勞到壞掉了，總之我不再因為那些氣味而影響自己。

我開始把重心放在如何發揮自己照顧的專長，我們通常和護理師組成工作小組，護理師在評估完病人、發藥後，由我們執行餵食及灌藥，我們也會在照顧的觀察中，提出異常的狀況跟護理師討論。例如觀察他們皮膚的完整性、注意尿管是否滑脫、尿量多寡或是尿液、糞便顏色如何等，在第一時間告知護理師，讓他們適時的介入處置，提供最適當的治療，讓長者的問題能早期改善，甚至預防傷害的發生。

但照顧長者不是一件容易的事，每個人都有自己的脾氣、自己的習慣。記得有一次照顧一位不喜歡洗澡的伯伯，只要說要帶他進去浴室洗澡，他就開始言語與肢體的抗議，那天就是太大意了，不小心靠得太近被他的手揮了一拳，頓時眼冒金星，一時無法回神。

還好同事趕來支援，大家忙完後，還坐著分享著各自曾經被海 K 的經驗，聽起來其實很療癒，因為覺得原來不是只有我被打過，有人甚至還有被病人咬等等的恐怖故事。頓時，我們很像支持團體，無論是照服員或是護理師，我們都在第一線照顧病人，能互相協助支援的也只有我們自己人，也或許是這樣，才會覺得在這裡工作雖然辛苦，卻很珍惜與大家的革命情感。

護理之家的恐怖故事，絕對不會只有這樣，還記得自己開始上大夜班時，一個人走在舊大樓的長廊上，去巡房拉開隔簾時，與住民（我們不稱病人）大眼瞪小眼，相互驚嚇，可憐的阿嬤叫得比我大聲，還好她是醒的，我趕緊解釋並安慰她不要怕，我只是來為妳翻身，兩個人的心情才慢慢平緩下來，其實都是自己嚇自己的成分居多。

日以繼夜的照顧，病患好轉，成就爆棚

工作過程也不都是這種負面的經驗，常常我們一發現病人的問題，大家腦力激盪來找出解決方法，透過護理師和護理長的指導，我們也學會了很多照顧上的專業技巧。像是之前遇過一個從外面轉入的婆婆，她的尾骶骨有一個拳頭大又深的洞，那個一看就知道是有年紀的壓瘡傷口，每次洗澡時她總是不斷呻吟哀嚎著，拜託我們不要再弄了，她好痛。

等到洗完澡後，護理師進來換藥時，哀嚎聲瞬間變成慘叫聲，我真的很不忍心聽，但知道不這樣做，她的傷口只會越來越嚴重。一年後，婆婆的傷口已經漸漸長出新肉，後來縮小成一個直徑不到〇．五公分的小洞。

如果不是護理師們三班輪流日以繼夜地換藥，怎麼會看到居然在一年後會有這樣神奇的成果。除了這些成就感之外，我每週最期待的是寵物治療時間，狗醫生們會知道哪些長者過去在家有養狗狗，鼓勵他們下床參與活動，跟狗狗一起玩，那段活動時間很多本來不下床的人都下來了，大家很開心地坐在一起，因為寵物讓他們也開心地笑著，單純感受著狗狗們的熱情。

十幾年過去了，青春不再，身體也逐漸出現警訊，家人不希望我再繼續做這樣勞力的工作，於是在二〇一七年正式登出護理之家。

照服員才不低賤，我的價值由我決定

回顧過去十幾年的看護歲月中，很慶幸自己有試試看人生不同的道路，也擔憂臺灣漸漸邁入老人化社會，長期臥床的悲苦與忽略值得大家深思，臥床導致許多問題，例如：肌肉攣縮、關節僵硬、心智功能退化，甚至憂鬱等，接踵而至。

在護理之家，我們引進許多儀器與設備，希望可以減緩退化、增加生活感官上的刺激，例如：精油噴霧機、CD播放機、紅外線足底按摩機等等，過程中我們也不時會與他們互動，問問他們：「聞到怎樣的香氣？」、「有聽到好聽的音樂嗎？」或是請他們按摩手足時，記得抬起手腳的動作，透過活動讓神經活絡起來。無論是開心時的微笑，或是不舒服時會眉頭緊縮，都顯示感官治療達到功效了。

很希望能有更多年輕人投入這塊領域，但似乎感覺困難，因為社會上對照服員／看護的刻板印象太負面，大家認為這是一份既辛苦又低成就感的工作，其實這樣的處境跟護理很像，只是護理有師級執照，但我經驗中仍然有許多人看不見這種軟性的專業價值，這些照顧不僅重要且必要，你要讓住民躺在那像個活死人？或是讓他有尊嚴地走完最後一哩路？一切取決於照顧品質，對吧！

最後跟大家分享某次院慶時，院長跟我們打氣的一句話：「如果有天堂，照服員一定會先到天堂，因為你們做了許多良善的事，幫助了許多無法自助的人，我替他們謝謝你們的付出。」聽完感動之餘，仍想到的是，職業無分貴賤，價值都是人帶著自身秉持的成見所投射出來的。而我的價值取決於自己是不是認為在做心安理得的事，至於住民們能同時感受到幸福，那就是我最大的成就感來源。

04

宅男資訊工程師

資訊工程師 **林奕圻**

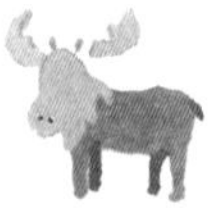

一次的合作經驗，讓我更知道互相瞭解，才有可能相互合作，這些沒有捷徑，必須透過一來一往的過程中，彼此一點一滴地更靠近對方。他們越來越瞭解我們的行話，我們也越來越知道醫護間常用的術語。

說到護理師，大概在進入醫院工作以前，都只是聯誼的對象，不知道為什麼就是很容易把工程師和護理師送作堆？我猜，大概是因為這兩個職業的工作時間都很長吧！再加上職業性別裡的比例懸殊之大，在工作場域裡要認識異性，真的是相當有難度。

資訊工程師VS.醫療人員，溝通出現一道牆

畢業後的同學們紛紛不務正業，極少數人有運用本科系專業找到工作，畢竟大學四年來回通勤就三小時，掐指一算，一年通勤時間約二十天左右！我則是打開人力資源網，以住家為中心搜尋，雖然無法免除錢少、事多，但起碼離家近的工作。

就這樣來到和信醫院的資訊部服務，迄今也近五年的時間，你問我實際上的工作內容是什麼？其實也說不太上來，舉凡跟電腦、網路相關的，似乎都是我們的業務範圍。

「你可以來幫我看一下電腦嗎？」有時候接起電話，就是這種沒頭沒尾的訴求，或是電話兩端雞同鴨講，大家明明都說著中文，但不知道為什麼就是溝通不良。

「好吧！可能我就比較不會說話……。」不然也想不到其他的可能。

再加上醫療背景知識比較缺乏，常常聽不懂一些專業術語，什麼PM、TID、OPD……，當醫師或護理師劈哩啪啦說著自己的資訊需求時，我都是充滿著「黑人問號」在傾聽，然後耐著性子聽完，還是不知道他們到底要什麼。

但醫院聘雇我很重要的一點，就是要進行醫療資訊化的工程，其實市面上也有已經開發完成的電腦程式可以購買，但壞處是每個月或每年要支付一筆不小的資訊管理費用，還有當程式需要客製化進行修改時，總是需要投入一筆又一筆的經費去做優化。

如果醫療資訊系統由醫院內的資訊部進行研發，似乎可以省下不少的金錢，無論是在資訊安全的管理上，或是在修改程式上。但免不了的是得歷經研發流程，說起來簡單但實際上困難重重，如果你還記得剛剛提到的溝通障礙，就不難想像這些都是層層關卡，不像遊戲卡關時，可以上網查攻略，也無法在生命掛掉後一直重來（reset）。

有「溝」沒有通的APP開發會議

一開始參與的院內資訊工程，是讓當時的紙本病歷轉換到無紙化，在開發一個新的系統時，流程第一步通常必須先將自己原本的角色（資訊工程師）切換為專案經理（Project Manager），目的是要當一個使用者（User）與工程師（Developer）間的橋樑。

PM需要先瞭解使用者想要什麼？以使用者為中心開始著手進行規劃與整理臨床流程，再將需要發展項目跟工程師討論，諮詢工程師的專業建議，並預估開發時程與費用（費用因為是院內人力，所以這部分就省下來了）反饋給使用者，在兩者間達到協議後，才開始後續一連串的動作。老實說，過程中有太多次的爭執、衝突、誤解等，讓我腦袋裡不知道已經送過幾次離職單，但在每次順利解決後又忘記那些痛苦，可能我的防衛機制就是reset自己的記憶，才能一次又一次經歷這些苦難。

今年開始由於一位同仁離職，我接下了他手上的燙手山芋——開發疼痛管理APP，其實醫院要研發手機應用程式已經不是第一次了，但每次經驗都不太好，可能因為使用者不知道自己要什麼，然後PM也抓不到使用者需求，讓會議上的溝通往往是有溝（代溝）沒有通。

今年六月護理端聘雇了一位新的研究護理師參與我們的研發團隊，整個疼痛管理APP的PM似乎就從工程師變成了她。聽說她是一位很資深的臨床護理師，但因為過去我也曾和很多更資深的護理人合作過，老實說我沒有抱持著任何的期待，這會跟之前經驗有什麼不同。每次的會議中，她會掌握開會的重點，告訴我們哪些需要我們協助完成，也會在下次會議前，將之前的待辦處理事項做整理，這樣開起會來聚焦許多，也很有效率。我們通常會議時間可以在半個小時就討論完畢，也能達成彼此間的共識。

一個小小畫面，也會影響病患反應

但在一開始時還是有一些小誤解，印象最深的一個例子是，由於護理端希望在每個星期五可以將病人本週的疼痛分數，和上週進行比較後，提供回饋告訴病人，在剛開始的會議上說好要使用類似情緒溫度計的呈現方式，在畫面上使用兩個小溫度計顯示上週與本週疼痛分數的平均值，告訴使用者這週疼痛分數是進步，還是退步。

但在下次的會議中，護理端卻又提出另一種說法，說希望把我好不容易刻好的溫度計拿掉，只剩下鼓勵或是關心的字眼。當下真的無言，深深體悟到女人善變的功力，也對於我做的白工感到無比傷心，因為那都是在下班後還必須用自己的時間加班趕出來的東西，就這樣簡單的一句話卻又完全翻盤，把我的心血結晶打入冷宮。

就在我不太高興的時候，這位研究護理師進一步解釋：「真的很不好意思，因為這禮拜我們跟腫內醫師進行報告說明會時，有醫師提出疑問，表示這樣分數的呈現方式，若是病人看到自己的疼痛分數持續增加，會不會讓他們更焦慮？或是帶來其他情緒上的負面感受？所以我們想了一下，如果病人疼痛分數下降時，給他們肯定的回應；若平均疼痛分數增加了，就不要用溫度計的呈現方式，傳遞我們的關心即可。」

我承認當下確實沒那麼生氣了，也有點瞭解原來小小的一個工具或畫面，都會讓病人有這麼多我們無法預期和想像的反應，這些如果不是護理師告訴我們，我可能永遠都不會懂。

一來一往，彼此更靠近對方

在修改的過程中難免來來回回，一開始我以為就是把小溫度計都給拿掉，但之後的溝通中才又發現，護理端其實是希望若疼痛上升不顯示小溫度計，但下降時需要顯示，至於呈現的畫面與字句，也是由他們提供有溫度的文字，在我們所設計出冰冷的ＡＰＰ

中，看到這些溫暖的字句，我也覺得很開心，似乎這個 APP 同時具備工程師的 AI 智慧，又充滿護理師的溫暖關懷，真是一個兼具理性與感性的 APP。

那一次的合作經驗，讓我更知道互相瞭解才有可能相互合作，當彼此是一個 teamwork 的時候，那種為了共同目標努力的感覺很好。

護理師也都會適時的回饋給我病人端的稱讚，他們會說：「這是和信自己做的，好厲害喔！」當然有好的回饋，也會有要持續優化的部分，但醫療資訊系統就本該如此，不可能設計出來就一次到位，一定得透過使用經驗中再不斷的進化，才會有 version N.0 的歷史演進。

這些沒有捷徑，就是必須透過一來一往的過程中，彼此一點一滴的更靠近對方，他們越來越瞭解我們的行話，我們也越來越知道醫護間常用的術語。在可以與不可以時都多解釋一些，雙方可以在彼此的專業範圍裡提供意見，漸漸地就學會一種共通的語言，溝通就越來越有效率。

智慧醫院將會是未來幾十年的發展趨勢，再加上 COVID-19 的催生，個人建議護理人可以進修一點資訊工程的課程；資工人也可以去讀學士後護理（如果不排斥的話 XD），未來擁有多領域專長的人將會有絕對優勢。

05

與護理師的革命情感

住院醫師 **褚士銘**

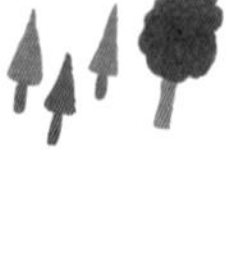

如果有明確的治療指引可以遵循，倒還容易，臨床上很多不同處置的選擇，卻不必然會有明確的對錯。醫師與護理師評估病人的角度不同，顧及的面向也不同，因此有時兩者之間還是會發生一些摩擦……。

「值班醫師！05房的病人發燒，可以請你來看一下嗎？」、「值班醫師！11房病人喘起來了！」、「值班醫師你可以快點過來嗎？13房的病人跌倒撞到頭了！」每次電話響起，總是聽到護理師在電話那頭可能是焦急、無奈，而不知所措地跟我們簡短報告病人的狀況。

護理師，實習醫師的教導者兼幫手

從語氣可以做個初步的猜測，然而，在沒有親自抵達案發現場前，永遠不會知道真實的樣貌。大部分的時候儘早處理，都能平安順利解決問題，但難免還是會遇到像電視演的那種戲劇性、非得搞得天翻地覆的緊急狀況。

這就是病房值班的日常，也是醫師在從實習到畢業後，前幾年的成長之路中，絕大多數的訓練日常。每一個看似平靜卻暗潮洶湧的夜晚，除了病況的起起伏伏，醫師與護理師之間的愛恨情仇，更是說也說不完。

談論起醫療，一般民眾最先想到的，通常不是醫師就是護理師了。身為臨床業務的主要執行團隊成員，醫護間的互動十分頻繁，理想上是彼此合作（多數時候也是），但仍免不了會有些矛盾與衝突。然而，要以一概之地談論醫師與護理師之間的關係，實在是非常困難，因為兩種角色都是比想像中再更加多元、複雜的存在。

醫學中心、基層診所、公衛體系等不同的場域裡，醫護各自的業務內容、分工模式、單位長久的文化，都會催化出不同的互動方式。如果聚焦到年輕醫師的部分，與護理師大概又是怎樣的互動呢？這可能要先從年輕醫師的日常說起——就如大家最常問的「現在待在哪科？」其實年輕醫師在最前一兩年的訓練（稱為不分科住院醫師）是在各處輪訓（內、外、婦、兒、急診、自選科等）一至三個月不等，學習廣泛的醫學知識，好比周遊列國，在各地打工換宿一般，這種訓練模式是增廣見聞最快的方式，但也同時考驗著每個人快速適應各種風土民情的能力。

每個月的剛開始，都像是打掉重練一樣，無論在上一個病房如何地如魚得水、多麼熟悉，在新的單位，還是會再次像菜鳥一般，重新瞭解各科的術語，瞭解病房的常規業務，甚至連飲水機和廁所的位置常都需要花點時間再找一下。

此時，最重要的就是認識地頭蛇（護理師），先拜過碼頭，請這些被我們尊稱為「學姐」、「學長」的護理師們來當最主要的教導者與幫手。他們常常會需要回答一些非常基本而且瑣碎的問題，例如某某單張放哪？櫃子在哪？什麼同意書需不需要簽署之類的，有時我都會因此再次讚嘆，身為護理師多麼需要具備良好的耐心與好脾氣！

醫師下達指令，護理師協助執行

住院醫師除了常常需要一再地請護理師協助熟悉不同單位的環境外，醫師與護理師在病房中的互動，大多還是建立在病人的照顧上。

住院病人通常都有一個主要的照護目標，可以是某種疼痛、發燒，或是安排要開刀、化療等，這個部分的可預期性比較高，醫師會依病況需求預先開立醫囑，如抽血、給藥、影像學檢查等，再由護理師協助執行，醫護雙方都會定期巡視、關心病人。其中病情與治療計劃的解釋、討論、決策主要由醫師負責；護理師則依照病房常規，通常至少是早中晚三班各一次監測生命徵象，執行給藥、聯絡檢查、找傳送人員，以及面對病人及家屬五花八門的問題。如果在這之中發現任何異狀，護理師在評估後，會再通報給醫師做進一步的處置。

對於年輕醫師來說，可預期的事務造成的壓力通常比較小。然而，從書本上的治療指引走入了現實，還是會有不少環節得適應，例如類似的臨床症狀在不同的科別，可能第一線會習慣使用不同的抗生素，或者大家口中習慣講的藥名是好久以前慣用藥的商品名（例如Vena），現在醫院根本就沒再進了；或又是好不容易決定好了要開什麼藥、做什麼檢查，卻在複雜的資訊系統中找不到輸入醫囑的地方。在資訊系統中，能夠鑑別診斷與對症下藥已經算是最基本、最容易找到答案的部分了，更為細緻的層面，例如給藥途徑、流速、頻次等細節，每一個都是需要輸入指定的參數。

除了要仰賴醫師前輩們的指導，更多時間都是請比較熟悉常規業務的護理師給予建議，或是提醒單位內常用的開方習慣。年輕醫師們大多都是在這些訓練中，累積起臨床經驗，再逐漸建立起自己的開方準則。

不過，也不是都這麼順利。正如同病人有配合度的高低，各種各樣的藥物處方或治療醫囑中，當然也有簡單或困難執行的差別。舉最常見的例子，記錄進出量（Record I&O）就是一個在需要監測病人體液狀況時必要，但現實中卻又不太容易執行的處置。

我們常常在病人腎臟功能欠佳，或是擔心休克問題時，希望可以多一些資訊供臨床治療參考，所以會想記錄病人一整天攝入的量和排出的量。但其實在開立 Record I&O 之後，護理師必須開始教導病人和照顧者如何測量與登記食物、尿液和糞便重量，每個班結束之前得將所有的數據（病人端、醫療端）做個數學運算，再通報給值班醫師。現實中常常會出現漏記，或者是難以記錄的情況，而這都仰賴護理師與醫師反映並討論，有時就會因狀況調整處置，例如改成計尿量、記錄體重變化就好。其他有些醫囑之間細微的差異，好比補充營養的點滴要分成好幾小包逐次掛上，或一次掛一大包，多久需要定期監測一次抽血，多久需要測一次血糖，都會左右護理師實際執行的繁重程度。

欲哭無淚的連環爆，建立醫護的革命情感

如果有明確的治療指引可以遵循，倒還容易，臨床上很多不同處置的選擇，卻不必然會有明確的對錯。醫師與護理師評估病人的角度不同，顧及的面向也不同，因此有時

兩者之間還是會發生一些摩擦。

我認為若要減少這類的緊張氣氛，可以透過彼此的相互瞭解、溝通，與安排醫囑的時候更加小心與貼心，讓醫護之間對於治療目標有更一致的理解，如此也能避免朝令夕改，讓護理師無所適從。

然而，病況也不總是可以預期的。因急性問題而住院的病人，隨時都有可能迸出各種難題，這時不僅醫師會感到壓力，在第一線面對病人與家屬的護理師更是。

特別是病情在大夜班急轉直下的時候，縱使護理師對於要不要叫醒醫師總有點猶豫，但只要有必要，硬著頭皮還是得叫醒值班醫師（附註：因為值班醫師是超過二十四小時連續工作，所以半夜都還是會去值班室睡覺。）

雖然有時聽到「03房病人睡不著，想要吃安眠藥」的電話，難免覺得有點無奈，必須離開才剛暖好的被窩，起來開方讓護理師可以處理病人的狀況，但在大夜接到「病人掉血壓了！」、「病人喘起來了！」的電話，才是讓人頭痛萬分。

面臨千奇百怪的臨床問題，難免會有不熟悉而需要細細研究的時候，而在這過程中伴隨的不確定性，隨著時間的推移，都可能慢慢累積成心理壓力。如果運氣好只爆一床，還有一點緩衝可以思考，但萬一連環爆的時刻，醫護都只有欲哭無淚可以形容了。不過，如果能正確地尋求協助，共同齊心解決問題後，特別險峻困難的鬼故事，卻也會讓人一講再講，進而凝聚大家的感情，建立起革命情感。

合作多於衝突，我們是一個TEAM！

回到醫護互動的核心，我個人認為更多還是關於人與人相處的本質，關於不同個性間的磨合。

年輕醫師的常態就是在不同的單位與醫療場域之中輪訓，所以和護理師之間的關係就是不斷地在適應這種流動的狀態。對於工作上的合作，保持彼此的尊重，隨著經驗的累積，大抵都會越來越順暢，年輕醫師與護理師的互動上，畢竟還是合作多於衝突的。

醫師仰賴護理師細心並且完整的評估、對於身邊家屬照護者壓力的探知、常常幫忙提醒一些潛在被遺漏的醫囑；而醫師分享自己專業上的判斷，與護理師共同學習成長。醫師常常在解釋病情、給予病人信心上，善用白袍的力量，也能讓整個治療進行得更加順利，給整個團隊適當的支持。

偶爾茶餘飯後，臨床業務有餘裕的時候，也能驚喜地發現一些共同的興趣，交流幾個好吃的餐廳，又或是私房祕密景點。至於有些人可能會好奇，進一步的關係呢？我不會說常見，但也不是沒有，緣分而已。

06

護理心理SALON

藝術治療師 **許韞恩**

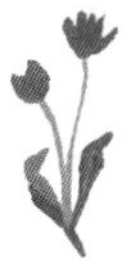

在德國身心醫院實習時，醫院中的「護理師病人」常會拿到一份心理合約，叫做「Anti-Helper（反助人）合約」。

合約中，病人被要求有人尋求他們的幫助時，他們必須說「不」，因為他們必須全心照顧自己的需求。

因為自己是護理系出身的，一直以來只知道幫助人時、被感謝時，感覺很有意義，很有成就感。

一直以來也都是照顧別人的那個人，沒有親身體驗過被護理師照顧是什麼樣的感覺。懷孕早期因為食慾不佳，有幾天都亂吃一些零食維持血糖，有一天早上，在另一半出門上班後，肚子莫名開始劇烈絞痛，好像想拉肚子，同時又便祕完全拉不出來。

護理的最高價值，Hold 住無助患者

坐在馬桶上，腹部劇痛，全身冷熱交替冒汗，同時感覺噁心，嘩地一聲把早上吃進肚子的維他命和水吐了一地。那是一種完全失去對身體掌控的感覺，不知道自己身體現在發生什麼事了，不知道為什麼那麼痛，不知道到底什麼時候疼痛才會結束？另一方面又很害怕腹中的寶寶會受到傷害，腹部劇痛會引起宮縮等等。無知、失去掌控時，總會感到特別害怕。

家裡沒有什麼藥，也因為懷孕不敢隨便使用任何藥物。在馬桶上劇痛了一個小時後，打給正在上班的老公求救。還好他的公司離家不遠，過了二十分鐘，他就帶著藥局藥師建議使用的塞劑回來了。

當他出現時，他就好像我的護理師一樣，為我塞藥、擦汗、擦屁股、準備熱水袋等

等。那種完全失控的感覺，好像突然被撫慰了，我知道有人陪伴我，不是孤單一個人面對，就算狀況再嚴重，也會有人幫我。不知道是塞劑的作用，還是他的護理帶來的心理安慰，我很快解了一些便，腹部劇痛就停止了。

那天，突然體會到了，有護理師在旁邊是一件多麼幸福的事。在自己處於一個無法再照顧自己的狀態時，有人照顧我，有人願意為我做一些最基本的護理，例如擦屁股，讓我維持了舒適感。在心中充滿恐懼，不知道疼痛怎麼來的、何時會結束時，有人陪在我身邊。當走過痛苦時，有人陪伴一起走，痛苦似乎就減少了，信心也增加了。

我體會到了，護理師在病人身旁那樣的照護、支持和陪伴，能帶給病人多麼大的心理安慰。那樣的心理安慰，是一個人在最無助的那一刻，最大的需求，這就是護理的最高價值。這樣的護理價值，很少被社會看見，那樣心靈的撫慰，正是英文所說的被「Holded」的感覺，如果不是親身經歷如此對身體感到失去控制的無助感，是很難理解的。

社會大眾、醫生，甚至就連護理人員自己，常常都以為護理師就是負責給藥、換藥、身體護理和聯絡醫生等等，而沒有看到在這其中的價值。

照亮了別人，卻忘了自己

一個人會選擇走上護理這條路，常常有一個特質，就是很喜歡幫助別人，從幫助別人中得到成就感。他們的人生使命，好像就是要做別人「在黑暗中的光」，這樣的特質也常常成為了護理人員被濫用的原因，被別人濫用、也被自己濫用。

「別人得到幫助，別人心滿意足，別人表達感謝，我的存在才有價值。」護理人員的自我價值，常常建立在「幫助別人，讓別人滿意」上面。

護理人員常常想著燃燒自己、照亮別人，而忘了照顧自己。這樣的特質，讓護理人員成為了社會上默默付出的那一群人，很少為自己發聲，很少向別人說「不」。理所當然地，別人也覺得那些事情都可以給護理人員做，反正有他們在。護理專業價值之外的雜事，只要別人提出，他們都可以一手包辦。護理人員成了萬能小幫手，延遲下班是常態，甚至有些人還要求護理人員下班後，要隨時接電話處理病患的問題。

護理人員為了維持這樣的自我價值，繼續努力提供任何幫助，即使早已超出應有的工作範圍，直到有一天受不了了，選擇離開這個行業，或者把自己操到身心出現問題。

護理人員被濫用，消磨殆盡的不僅是護理人員對這份工作的熱情，更是護理人員能夠提供的專業照護品質。大家都以為護理人員可以萬能處理所有雜事，然後在病人真正需要撫慰心靈的陪伴和照護等護理專業時，護理人員也能隨時給予，而護理人員本身也是這樣以為……。

然而，大家都忘記了，一個沒有時間休息的人，一個沒有照顧好自己的人，是沒有辦法真正照顧別人的！護理人員在受專業訓練時，所學的不只是醫療學術的知識技術，還包括很大部分的心理輔導、同理和陪伴。

記得護理系大一開始，我們就常常要練習會談，會談內容都要一句句記錄下來，再跟教授討論，所以大部分的護理人員，都有很強的會談能力，能夠傾聽並同理病人和家屬的需求及感受。然而，心理輔導陪伴這樣的專業價值常常是被忽略的，因為它的產值很難被測量、被量化，這不符合「成果和效率至上」的社會期許。如果不是那個正在走過痛苦的人，不會知道，過程也是那麼的重要。

就像人生一樣，走到最後，最珍貴的都不是成就了什麼、累積了多少名聲、地位、財富，而是過程中那一段段撼動人心的故事和情感。

護理師病人的反助人合約，不再有求必應

如果你是護理人員，那麼你也許要試著區分——你的專業和人生價值。

你的人生價值，不取決於是否能夠幫助別人，你需要的是重新看見自己的「絕對價值」，為自己設立好界線，哪些是自己專業範圍的事情，哪些是超過負荷的要求，學習向那些要求說「不」。人生最重要的第一順位就是自己，照顧好自己，才有可能去照亮別人。

你必須知道，你這麼做，一點也不自私。

或者說，沒有這樣的自私，就不會有好的照護品質。

之前在德國身心醫院實習時，常常遇到病人是護理人員。當時我很訝異，怎麼有那麼多護理人員心理狀況出現問題。當時醫院中的這些「護理師病人」常會拿到一份心理合約，叫做「反助人（Anti-Helper）合約」。在合約中，病人被要求有人尋求他們的幫助時，他們必須說「不」，因為他們必須全心照顧自己的需求。

如果你也是習慣將自己燃燒殆盡來照亮別人的人，也許可以贈與自己特定的時間來做這樣的練習，例如週末或是下班後，或是一週中某一天，練習專注於照顧自己的所有需求。

如果你是社會大眾，當有一天自己成為那個病人時，你希望得到高品質的照護嗎？

如果你是其他醫療人員，你希望有一個電力持久、身心健康的護理師同事嗎？

高品質從來不是理所當然的事，高品質與「量」常常是相對的。當護理人員的負荷量越大，照護的品質就越低，如果你覺得照護品質很低，先不要急著批評護理人員，先想想看，是什麼原因讓照護品質降低了？你能為你的護理人員做什麼呢？如果知道他們的弱點就是很難拒絕，一手要包辦所有事情，你能幫他們一把嗎？

如果你是病患，問問你的護理人員，休息了沒？喝水了沒？先去吃東西吧！趕快下班了，這些事不用你做！下班了好好休息啊！這些小事我可以自己來，不用麻煩你了……。

這些看似微小的舉動，都是在維護高品質的護理照護，在延長護理專業的壽命。當這個社會正視護理專業的價值，在新冠病毒這樣的時期出現時，才會有安撫恐慌的民眾、堅守崗位、與病人並肩抗戰的護理人員。

這個世界，一直都是互相的。有時在這個大環境中，每個人都覺得自己被剝削、被濫用，不只是護理人員。你是否願意做那個開始打破體制，往善和美前進的人呢？

（本文初稿曾獲選刊於「醫病平台」）

作者簡介

許韞恩 Ennja Kuhn

藝術治療師／德國護理師

學歷這件事

北一女中
國立臺灣大學護理系學士
蘇格蘭愛丁堡 Queen Margaret University 藝術心理治療碩士
目前研讀德國 OTH Regensbur 社工碩士
目前進修德國 AVM 兒童青少年心理治療師學程

資歷這件事

臺大腫瘤病房護理師
蘇格蘭 The Action Group 居家護理照顧
德國 Regensburg St. Josef 醫院病房護理師
德國藝術心理治療師

值得嘴的事

二十二歲一個人搭西伯利亞鐵路從歐洲回臺灣，
擁有豐富旅行、打工換工、搭便車等等各種瘋狂回憶：
有一對思想開放，溫柔充滿愛的父母；
有一個為夢想非常努力的姊姊；
有一個全力支持自己做想做的事情的丈夫；
有幾個可以為對方赴湯蹈火的朋友；
有一個剛從天堂來到世上的寶貝。

給讀者的話

人生的目標就是，將所有快樂都笑出來，讓所有悲傷的眼淚都流出來。
——Marschall Rosenberg

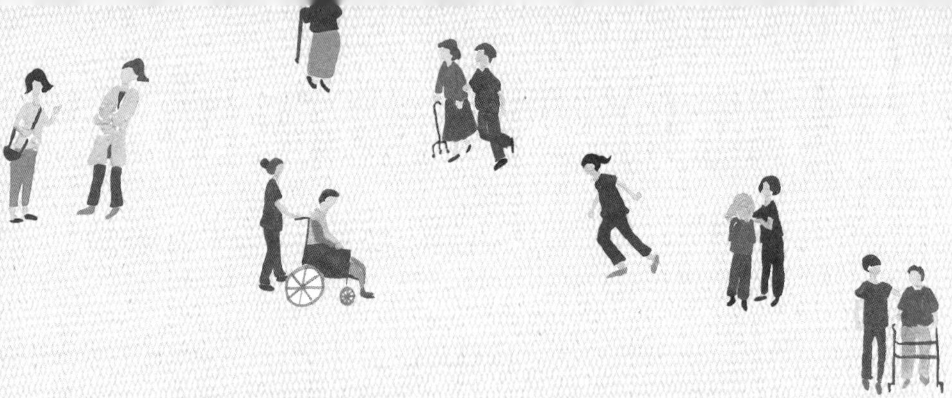

活下去，你就變成超人，打不死你的，都只會讓你更強大！
看小小護理師，如何玻璃心碎滿地；
精神科護理師，怎麼避免淪受暴力，還得學習壓制病人的技巧；
急診室護理師，還得在擦槍走火之間遊走，隨時啟動戰鬥模式；
戰神級的男性護理師，原來要身兼保全大哥，緊急時刻擋下拳頭，穩住失控⋯⋯。

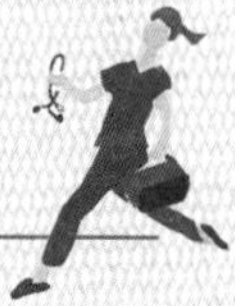

本書特色

- 不同護理角色功能，提供莘莘學子或護理同行的參考指引
- 護理前線最貼近人性的真實記錄，直擊白色巨塔內的溫暖，照拂各個角落
- 集結醫療院所跨科別護理師們，暖心又揪心的職場書寫，為動盪世界帶來一絲溫柔與堅毅
- 團結護理師群共創人海聲量，無論是正向與厭世，熱忱與爆肝，一起反思生活初心，實踐工作意義

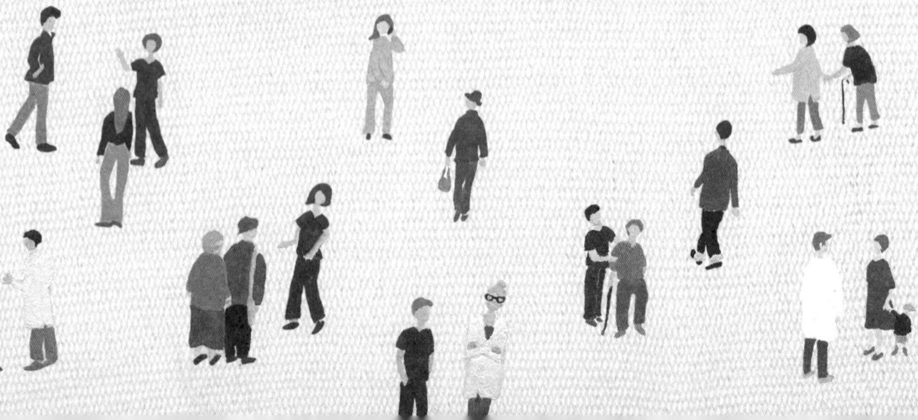

國家圖書館出版品預行編目 (CIP) 資料

護理的 100 種可能 : 白色巨塔外的風和日麗 / 林怡芳總策劃 .-- 第一版 .-- 臺北市 : 博思智庫股份有限公司 , 民 110.03 面 ; 公分

ISBN 978-986-99916-2-9(平裝)

1. 護理師 2. 通俗作品

419.652　　109022026

GOAL 37

護理的 100 種可能

白色巨塔外的風和日麗

總 策 劃｜林怡芳
作 者 群｜Daniel、史天音、吳佳玲、邱倫瑋、邱毓瑩、林奕圻、莎拉將、陳宥伶、陳思柔、陳俞菁、高國雁、許雅婷、陳靜敏、許韞恩、梁秀眉、郭欣儒、黃華英、張瓊尹、馮馨醇、褚士銘、蔡佩真、鄭雅文（依姓名筆劃排序）
封面繪圖｜陳昱卉

主　　編｜吳翔逸
執行編輯｜陳映羽
校　　稿｜李靖晴、蔡佩真、林于璿
美術主任｜蔡雅芬

發 行 人｜黃輝煌
社　　長｜蕭艷秋
財務顧問｜蕭聰傑
出 版 者｜博思智庫股份有限公司
地　　址｜104 臺北市中山區松江路 206 號 14 樓之 4
電　　話｜(02) 25623277
傳　　真｜(02) 25632892

總 代 理｜聯合發行股份有限公司
電　　話｜(02)29178022
傳　　真｜(02)29156275

印　　製｜永光彩色印刷股份有限公司
定　　價｜320 元
第一版第一刷　西元 2021 年 03 月

ISBN 978-986-99916-2-9

博思智庫股份有限公司
博思智庫粉絲團　Facebook.com/broadthinktank